알기쉬운 키네시오 테이핑요법

신경외과 전문의 **고도일 지음**

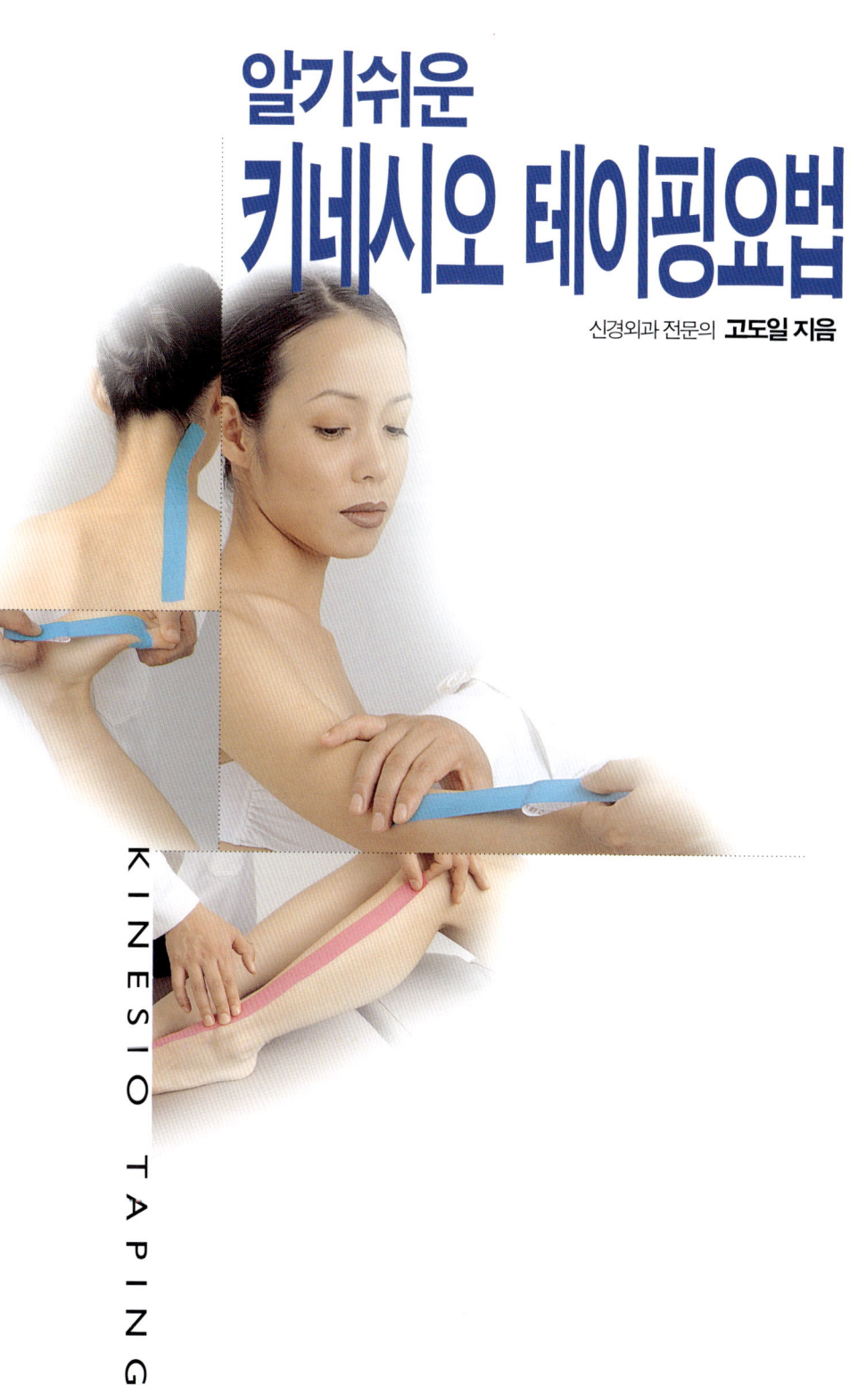

KINESIO TAPING

알기쉬운 키네시오 테이핑요법

1999년 3월 20일 초판 1쇄 발행
2018년 12월 17일 초판 12쇄 발행

저자 / 고도일
발행자 / 박흥주
영업부 / 장상진
관리부 / 이수경
발행처 / 도서출판 푸른솔
편집부 / 715-2493
영업부 / 704-2571
팩스 / 3273-4649
디자인 / 여백 커뮤니케이션
주소 / 서울시 마포구 삼개로 20 근신빌딩 별관 302
등록번호 / 제 1-825

© 고도일 1999
값 15,000원
ISBN 89-86804-17-4 (13510)

이 책은 푸른솔과 저작권자와의 계약에 따라 발행한 것으로
무단 전재와 복제를 금합니다.

알기쉬운
키네시오 테이핑요법

푸른솔

1999

머리말

    통증이 있어 X-ray를 찍었으나 '아무 이상없다, 신경성이다'는 진단을 받은 경우, 손 끝으로 특정부위를 누르면 통증을 피하기 위해서 펄쩍 뛰거나 '아, 바로 거기예요'와 같은 반응을 보이는 경우, 또는 어딘지 모르게 몸의 움직임이 제한되는 경우가 있다. 이런 경우 근육을 싸고 있는 막에 의한 통증일 경우가 많은데, 이를 근막통증후군이라 한다. 예로서 어깨가 무겁거나 뒷목이 뻣뻣하고, 허리가 아프고, 다리에 쥐가 잘 나며 근육이 뭉치고 무릎이 아픈 것도 근막통증후군에 의한 증상일 경우가 대부분이다.
    근막통증후군과 같은 근육질환이 생기는 이유는 나쁜 자세로 인한 근육의 과긴장이나 스트레스, 긴장과 피로, 반복 동작, 수술 후 운동제한, 운동부족, 신경의 압박 등에 의한 근막세포의 손상 때문으로, 이로 인해 근육의 수축과 이완에 문제가 생기는 것이다. 근육이 너무 느슨해지거나 너무 수축되어 균형을 잃으면 본래의 기능에 지장을 주어 종종 장애를 일으킨다. 스트레스로 인한 근육의 긴장과 피로는 근섬유를 강직시켜 혈액이나 림프액의 순환을 방해하고, 운동부족은 신진대사를 위축시켜 근조직으로의 영양공급을 줄임으로써 근섬유가 약해지는 결과를 초래한다.
    지금까지는 근막통증후군의 치료를 위해 통증유발점(근육부위 중 눌러서 아픈 곳)에 주사를 놓거나, 지압(5~30초 압박)을 하고, 신장운동이나 스프레이 등을 사용해 치료해 왔다. 그러나 아픈 곳을 세게 누르거나 바늘로 찔러야 하므로 번거롭고, 치료효과의 지속성이 없으며, 환자가 아프다는 단점이 있었다.
    그런데 키네시오 테이프를 이용한 치료방법은 통증도 없고 지속적이며 치료효과도 비교적 우수하기 때문에 우리 나라에도 몇 년 전부터 보조요법으로 의사들에게 보급되기 시작했다.
    본 저자가 환자에게 테이프를 사용해 본 결과 효과는 놀라웠다. 처음에는 물론 물리치료나 척추교정치료 후, 혹은 수술 후에 보조요법으로만 테이프를 사용하였지만, 효과가 바로 나타나고 부작용이 거의 없었기 때문에 통증치료의 주요 수단으로 쓰이게 되었다. 테이프 치료의 장점은 무엇보다 간편하고 부작용이 없으며, 제대로 붙이는 방법만 안다면 의사뿐만 아니라 일반인들도 쉽게 사용할 수 있다는 것이다. 따라서 일반인들이 쉽게 볼 수 있도록 설명하려고 노력했으나, 저자의 능력부족으로 이 책이 어렵다고 느끼는 사람도 있을 것이다.

 책의 글이 어려운 분은 그림 위주로만 보아도 좋겠고, 주위에 환자가 있다면 치료에 필요한 부분만 읽어도 무방하다. 만약 효과가 없으면 근막통증후군이 아니므로 병원에 가서 정확한 진단을 받고 치료하기 바란다. 대개 급성은 심하지 않으면 하루만에 낫는 경우도 있고, 만성은 2달 이상 걸리는 경우도 있지만 그래도 붙이고 있는 동안에는 통증이 경감된다. 만성적인 스트레스로 고생하는 사무직 근로자의 목 및 어깨통증, 사무실에 오래 앉아서 생기는 회사원들의 허리통증, 노인들의 무릎통증과 갑작스런 운동으로 생기는 염좌에 도움이 되었으면 하는 것이 바람이다.

 이 책이 나오기까지 많은 희생을 한 아내(노혜경)와 두 딸(정민, 서영)에게 고마움을 표하며, 푸른솔 출판사 임직원 여러분, 웍스 스튜디오 김기홍 실장님, 여백의 정용기, 박은서 실장님, 3명의 모델과 여러 가지로 도움을 준 키네시오 테이프 한국총판 이민선 사장님께 감사함을 표한다. 잦은 모임을 통해 격려와 용기를 주신 척추정형내과연구회 회장 장훈재 원장님과 회원들에게 고마움을 표하며, 연세대학교 의과대학 교수님들과 아산재단 서울중앙병원 신경외과의 권병덕 과장님, 임승철 교수님, 미국 플로리다 대학 신경외과의 황충진 박사님, 키네시오 테이핑요법에 관심을 가져 준 호주 멜버른 RMIT대학의 Dr. Bartolo와 Dr. Polus을 비롯한 교수님들, 비쁘신 중에도 관심을 가져 주시고 많은 조언과 격려를 해 주신 청와대 의무실장 장석일 박사님께 머리 숙여 감사드리며, 키네시오 테이핑요법의 창시자, 카세 겐조 박사님께도 고마움을 표한다.

차례

머리말

테이핑 치료법을 소개하며
테이핑 치료란 •10
테이핑 치료의 원리 •10
테이핑 치료의 효과 •11
현재 시판되고 있는 테이프의 종류 •12
테이프를 붙일 때 주의해야 할 사항 •13

1. 목부위의 통증
목 뒤와 어깨가 무거울 때 - 승모근 테이핑 •18
목을 돌리기가 불편할 때 - 사각근 테이핑 •20
목 뒤가 뻣뻣하고 머리가 아플 때 - 두판상근 테이핑 •24
목과 어깨의 경계부위에 통증이 있을 때 - 견갑거근 테이핑 •26
목 돌리기가 불편하고 돌리면 통증이 올 때 - 흉쇄유돌근 테이핑 •28
목의 한쪽 부분이 뻐근하면서 불편할 때 - 경반극근 테이핑 •30

2. 어깨의 통증
팔이 저리고 아플 때 - 소흉근 테이핑 •34
팔을 옆으로 벌리면 어깨가 아플 때 - 삼각근 테이핑 •36
어깨 뒤쪽에 통증이 올 때 - 소원근 테이핑 •38
어깨를 움직일 때마다 통증이 따를 때 - 견갑하근 테이핑 •40
어깨의 통증이 팔꿈치 바깥쪽까지 내려갈 때 - 극상근 테이핑 •42
가슴이 콕콕 쑤시고 어깨 통증을 동반할 때 - 대흉근 테이핑 •44
옆구리가 몹시 아프면서 숨쉬기가 힘들 때 - 전거근 테이핑 •46
어깨를 움직일 수 없으며 움직이면 아플 때 - 오십견 테이핑 •48
어깨 통증으로 핸들을 돌리기 어려울 때 - 대원근 테이핑 •52
견갑골 안쪽에 통증이 있을 때 - 능형근 테이핑 •54

3. 팔부위의 통증
알통 부위에 통증이 있을 때 - 상완이두근 테이핑 •58
팔을 뻗으면 팔꿈치가 아플 때 - 상완삼두근 테이핑 •60
팔꿈치 바깥쪽이 아플 때 - 상완요골근 테이핑 •62
테니스 엘보 - 회외근 테이핑 •64
골프 엘보 - 원회내근 테이핑 •68
손이 저리고 손목 윗부분이 아플 때 - 방형회내근 테이핑 •72

4. 요통
움직일 때마다 허리부분이 뻐근할 때 - 척주기립근 테이핑 •76
허리가 아프면서 어깨의 움직임이 자유롭지 못할 때 - 광배근 테이핑 •78
허리의 통증이 허벅지 앞부분까지 이어질 때 - 장요근 테이핑 •80
허리에 갑자기 뜨끔거리는 통증이 올 때 - 요방형근 테이핑 •82
보행시 허리의 통증이 엉덩이로 이어질 때 - 중둔근 테이핑 •84

5. 기타 허리와 엉덩이부위의 통증
복부중앙에 통증이 있을 때 - 복직근 테이핑 •88
갈비뼈 아랫부위와 서혜부에 통증이 올 때 - 외복사근 테이핑 •90
허리를 옆으로 돌리면 반대편 옆구리에 통증이 올 때 - 내복사근 테이핑 •92
높은 곳에 오르거나 수영을 하고 난 후 엉덩이가 아플 때 - 대둔근 테이핑 •94

6. 허벅지부위의 통증
허벅지 안쪽이 쏘는 듯이 화끈거릴 때 - 박근 테이핑 •98
허벅지 뒤쪽에 통증이 심할 때 - 슬곡근 테이핑 •100
운동만 하면 허벅지 안쪽이 아플 때 - 내전근 테이핑 •102
좌골신경통이 있을 때 - 이상근 테이핑 •104
계난을 오를 때 허벅지 앞쪽이 아플 때 - 대퇴사두근 테이핑 •106

7. 장딴지 · 발부위의 통증
다리에 쥐가 자주 날 때 ① - 비복근 테이핑 • 110
다리에 쥐가 자주 날 때 ② - 장무지신근 테이핑 • 112
다리에 쥐가 자주 날 때 ③ - 비골근 테이핑 • 114
발목의 움직임에 장애가 있을 때 - 전경골근 테이핑 • 116
엄지발가락이 구부러지지 않을 때 - 단무지굴근 테이핑 • 118

테이핑 치료법을 소개하며

테이핑 치료법을 소개하며

테이핑 치료란?

매일같이 운동이나 노동으로 인해, 또는 정신적인 스트레스나 잘못된 자세 등으로 인해 우리의 근육은 쉽게 손상된다. 예를 들어, 상체를 뒤로 젖히고 걷는 사람들은 허리주변의 근육이 긴장되어 요통이 있을 수 있으며, 중심을 잡기 위해 머리를 몸 앞쪽으로 내밀게 되므로 목 뒤와 어깨근육이 딱딱하거나 긴장되어 두통이나 어깨가 결리는 증상이 있을 수 있다. 다리에 쥐가 잘 나거나 발목이 자주 아픈 것도 근육성 통증일 경우가 대부분이다.

이와 같이 근육이 긴장되거나 손상되어 근막에 이상이 생기면 근육이 부어오르고 근막의 출혈로 내압이 상승하여 혈관이나 림프관, 조직액 등의 통로가 막히게 된다. 따라서 혈액순환이 원활하지 않게 되고 결국 각종 질환을 유발한다.

이러한 경우 테이프를 붙이면 통증이 사라지고, 관련된 각종 질환의 병세가 호전되어 만성질환으로 발전되는 것을 예방할 수 있다. 이와 같이 테이프를 붙여서 근육으로 인한 두통이나 목의 결림, 어깨결림, 요통이나 상완·좌골신경통 등을 치료하는 것을 테이핑 치료라 한다.

테이핑치료의 원리

치료에 쓰이는 탄력테이프는 단지 피부와 유사한 약 30%의 신축성이 있고, 접착제만 붙어 있을 뿐 특수하게 약품처리된 것은 아니다. 그렇다면 어떤 원리로 통증이 사라지는 것일까?

통증부위의 근육을 최대한 늘이고 테이프는 늘이지 않은 상태에서 테이프를 근육에 붙이면 피부와 근육이 정상위치로 되돌아왔을 때 테이프를 붙인 부위에 굴곡이 생긴다. 테이프에 의해서 피부가 위로 들려지면 피부와 근육 사이의 공간은 커지게 되는데, 그 공간으로 혈액과 림프액의 순환이 증가하여 근육의 운동기능이 되살아나고 정상적인 신체 활동을 할 수 있게 된다.

또 다른 가설은 관문조절설(gate control theory)이다. 피부에 붙여진 테이프는 피부에 물리적 자극(진동, 압력, 촉각)을 지속적으로 가하게 된다. 이 자극은 통증을 전달하는 섬유보다 먼저 척수에 도달하여 통증의 전달을 억제하기 때문에 통증을 못느낀다는 것이다.

그외 가설로 골지건, 근방추반사설이 있다. 골지건은 근육과 건의 지나친 수축을 막아 주고, 근방추반사는 근육이 지나치게 늘어나는 것을 예방하여 근육의 긴장성 조절, 자세조절, 신체의 평형조절에 중요한 역할을 한다.

테이핑 치료의 효과

테이프 치료는 부작용이 없고 간단하므로 집에서 쉽게 치료할 수 있는 장점을 들 수 있으나 무엇보다도 가장 큰 장점은 효과가 빠르다는 것이다. 테이프를 붙임으로써 얻을 수 있는 효과는 크게 4가지로 볼 수 있다.

첫째, 근육의 기능을 바로잡고, 2차 손상을 예방한다.

테이프가 갖고 있는 신축성으로 피부와 근육이 자극을 받음으로써 긴장되어 있던 근육이 원래의 상태로 되돌아간다. 통증이 있는 근육을 치료하지 않고 방치할 경우, 주위의 다른 근육이 대신 작용을 하게 되므로 이 부담으로 2차 손상이 발생하거나 만성질환으로 이어질 수 있다. 따라서 테이프를 붙이는 것은 근육의 기능을 바로잡는 것 외에 2차 손상을 예방할 수 있는 효과가 있다.

둘째, 혈액, 림프액, 조직액 등의 순환을 돕는다.

테이프가 피부를 들어올림으로써 국소에 고여 있던 조직액이나 내출액 등이 빨리 배출되고, 혈액이나 림프액의 흐름이 원활하게 되어 각종 질환의 병세가 호전된다.

셋째, 통증을 가리앉힌다.

통증이 있는 부위에 테이프를 붙임으로써 신경학적으로 통증을 없애는 효과가 있다.

넷째, 관절의 어긋남을 잡아준다.

관절주위의 근육이 과긴장되어 관절이 어긋나는 경우가 있는데, 테이프를 붙임으로써 근육의 움직임이 원상태로 되돌아오므로 관절이 어긋나는 것을 예방할 수 있다.

현재 시판되고 있는 테이프의 종류

현재 시판되고 있는 탄력 테이프는 여러 종류가 있으나 치료기전에 가장 적합하게 만들어진 것으로는 키네시오 테이프를 들 수 있다. 키네시오란 효율적인 신체운동과 통증부위의 기능회복을 연구하는 학문인 운동기능학(Kinesiology;키네시올로지)에서 따온 이름으로, 다른 테이프에 비해 통기성이 뛰어나 피부에 부작용이 없고, 신축성이나 접착성에서도 우수한 것으로 나타났다.

> **키네시오 테이핑의 창시자:**
> **카세 겐조(Kase Kenzo) D.C**
> 일본의 메이지(明治)대학을 졸업, 미국으로 유학하여 카이로프랙틱 D.C를 취득했다. 귀국 후 스포츠테이핑을 연구하다가 관절을 보호·고정시키는 개념에서 탈피하여 근육의 신축률과 같은 인공근육 테이프를 개발, 근골격계의 질환의 치료에 탁월한 키네시오 테이핑요법을 창시하였다. 현재 국제 키네시오 테이핑협회 회장으로, 미국, 중국, 대만, 네덜란드, 한국 등을 비롯해 여러 나라를 다니며 강좌를 통해 키네시오 테이핑을 보급하고 있다. 일본에서는 전문가뿐 아니라 일반인에게도 널리 보급되어 있다.

키네시오 테이프는 폭에 따라 2.5센티, 3.75센티, 5센티, 7.5센티의 4종류가 있으며, 색상은 살색, 적색, 청색의 3가지이다. 살색테이프는 눈에 잘 띄지 않는 장점이 있어 가장 많이 쓰이고, 적색과 청색은 색깔에 의한 시각효과 외에는 살색 테이프와 질적인 면이나 성분, 두께, 중량, 탄력, 접착력 등에서 차이가 없다.

3.75센티나 5센티의 테이프가 가장 많이 사용된다.

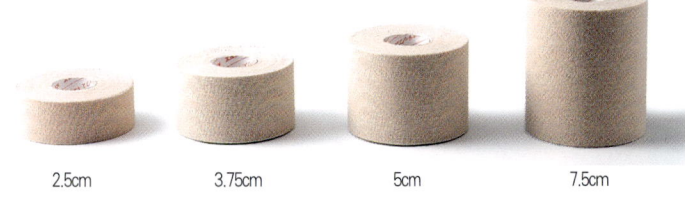

2.5cm   3.75cm   5cm   7.5cm

테이프는 신체부위에 따라서 여러 가지 형태나 길이로 잘라서 사용하고 있다. I자형, Y자형, X자형, 손가락형 등이 있다.

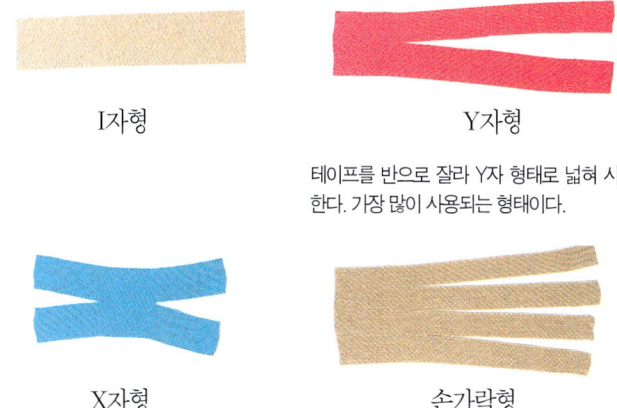

I자형

Y자형

테이프를 반으로 잘라 Y자 형태로 넓혀 사용한다. 가장 많이 사용되는 형태이다.

X자형

손가락형

주로 5센티 테이프의 양끝을 잘라 X자 형태로 사용한다.

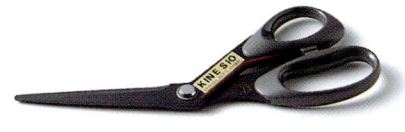

키네시오 가위

키네시오 가위는 테이프 뒤의 끈끈이가 붙지 않도록 특수 코팅이 되어 있다. 일반 가위를 사용해도 무방하다.

테이프를 붙일 때 주의해야 할 사항

- 파스처럼 통증부위의 아무 곳에나 붙이는 것이 아니라, 통증이 있는 근육의 시작부위와 끝부위를 정확하게 찾아서 근육의 크기 및 형태에 따라 붙여야 한다.
- 성별과 나이에 따라 근육의 길이가 다르기 때문에 먼저 붙이고자 하는 부위의 근육을 최대한 늘인 상태에서 근육의 길이에 맞게 테이프를 자른다.

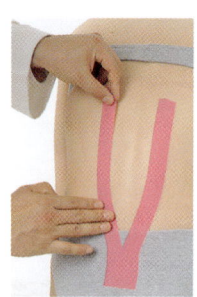

붙이는 부위의 근육은 최대한 늘인 상태에서 테이프는 늘이지 않고 붙인다.

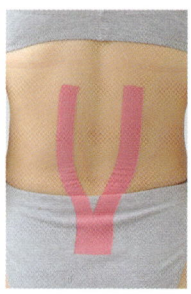

근육이 원래의 상태로 돌아왔을 때 테이프에 주름이 생기면 된다.

- 테이프를 붙이는 부위의 피부를 깨끗이 한다.
- 근육은 늘인 상태에서 붙이되 테이프는 절대 늘어나지 않은 상태에서 붙여야 한다. 테이프를 잡아당겨 붙이게 되면 땀구멍이 좁아져 피부병의 원인이 되기 쉽다.
- 테이프에 붙어 있는 겉종이를 미리 벗겨 낼 경우 서로 들러붙을 수 있으므로 테이프를 피부에 붙여 가면서 종이를 벗겨 낸다.
- 붙이고 난 뒤 잘 붙었는지 확인한다. 근육의 보통상태, 즉 원래의 근육으로 되돌아왔을 때 테이프에 주름이 생기면 올바르게 붙인 것이다.
- 테이핑 후에 불편함이 느껴지면 떼어내고 다시 붙인다. 체질적으로 피부가 약한 사람은 하루정도 붙여보고 나서 피부가 발갛게 되면 사용을 금한다.
- 테이프를 붙인 후 3~4일 정도 지내도 상관없으며 통증이 남아 있으면 테이프를 다시 붙인다.
- 테이프를 붙인 채 목욕해도 떨어지지 않으며, 목욕 후에는 드라이기로 테이핑 부위를 말려줘야 한다.
- 심한 운동을 해야 할 경우 운동 전에 테이프를 붙이면 근육의 손상을 예방할 수 있고, 접촉이 빈번한 운동의 경우 스포츠테이핑과 병행하면 효과적이다. 운동 후에도 붙이고 있으려면 염분으로 인해 피부병이 생길 수 있으므로 샤워를 하고 잘 말려야 한다.

목부위의 통증

1. 목 뒤와 어깨가 무거울 때

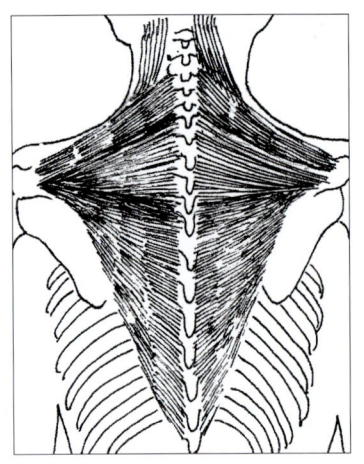

스트레스를 많이 받아서 목이 뻣뻣하고 어깨가 무거울 때 승모근을 검사해 본다. 승모근은 정신적인 스트레스의 영향을 받아 근긴장과 통증이 가장 잘 생기는 근육의 하나로, 승모근이 긴장되면 목과 어깨가 묵직하고 뻐근한 느낌이 든다. 승모근 상부의 통증에 의해 머리, 목, 어깨통증과 균형장애에 의한 어지럼증이 생길 수 있다.

승모근은 목 뒷부분에서 등, 어깨 끝까지 마름모모양으로 이루어진 근육이다.

통증부위 검사방법

앉은 자세에서 환자는 어깨를 위로 올리고 검사자는 어깨를 눌러 환자의 힘에 저항한다(어깨를 으쓱 하는 자세). 이때 목이나 어깨에 통증이 있거나 양쪽을 비교하여 한쪽의 힘이 약할 때 상승모근(승모근 상부)에 테이프를 붙인다. 검사는 양쪽 어깨를 같이 실시한다.

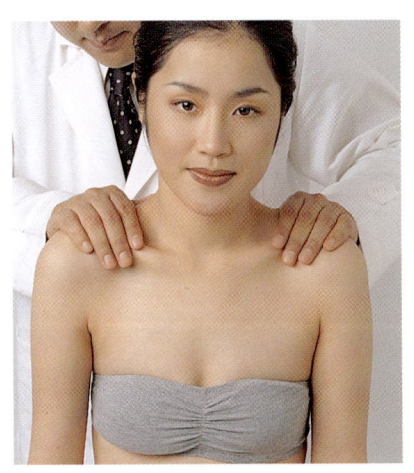

테이프의 형태

폭 2.5cm 길이 15cm I자형 테이프

붙이는 방법

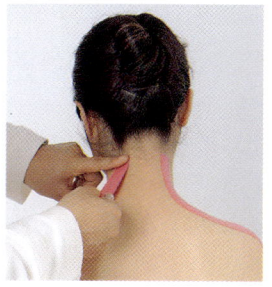

머리카락이 나는 끝 부분에 테이프의 한쪽 끝을 고정시킨다.

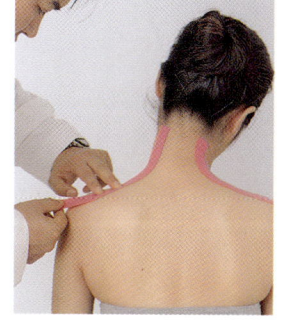

고개를 반대쪽으로 기울이면 승모근이 최대한 늘어나게 되며 이때 어깨선을 따라 테이프를 붙인다. 양쪽 승모근을 다 붙인다.

완성형태

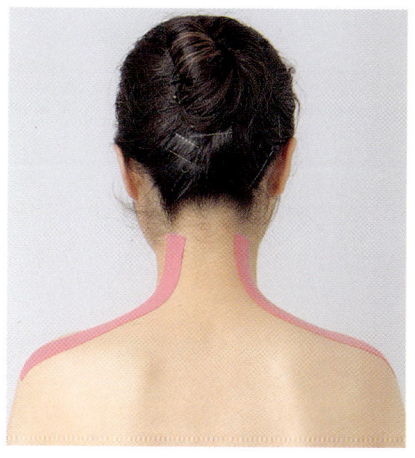

승모근 테이핑에 두판상근 테이핑을 병행하면 효과적이다.

목덜미가 뻣뻣하고 어깨가 무거운 것에 눌려 있는 것 같다는 40대의 남자환자가 저자를 찾아왔다. 전기배선 일을 하는 분이었는데 상승모근 주변의 어깨가 돌덩이처럼 딱딱했고 만지면 아프다고 했다.

왼쪽 어깨에 주사를 한 지 얼마 지나지 않아 환자는 어지럽다며 쓰러졌다. 혈압의 변화는 없었다. 3분 후 깨어났을 때 왼쪽 어깨의 통증은 사라졌으나 오른쪽 어깨에 다시 주사를 놓기가 부담스러워 테이프를 붙였다. 어깨가 조금 가벼워졌으나 눌렀을 때의 통증은 여전했고, 3일 후 다시 한 번의 테이핑을 했을 때 어깨의 통증이 완전히 사라졌다. 이 환자는 2번의 테이핑으로 주사의 효과를 본 것이다.

2. 목을 돌리기가 불편할 때

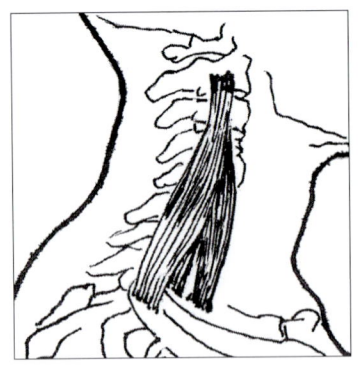

정밀검사에서 목디스크는 아닌데 팔이 저리면서 목을 돌리기가 불편할 때(목을 돌리는 쪽에 통증이 있다) 사각근을 검사해 본다. 사각근의 이상은 어깨와 팔에 통증을 일으키는 흔한 원인 중의 하나로, 근육이 단단해져 주위의 신경과 혈관을 누르면 신경압박과 혈관압박 증후군이 생긴다. 통증이 밤에 더 심해지는 이유는 누운 자세에서는 가슴이 목 쪽으로 올라가서 사각근이 단축되기 때문이다.

사각근은 목의 옆부분에 위치하며 전사각근, 중사각근, 후사각근의 세 근육으로 이루어져 있다.

통증부위 검사방법

전사각근: 환자는 목을 약간 앞과 옆으로 숙인다. 검사자는 한 손으로 환자의 어깨를 누르고 다른 손으로는 환자의 머리 옆부분에 대고 환자의 뒤쪽으로 힘을 가한다. 환자는 이에 대항하여 머리를 앞으로 당기며 이때 목의 앞쪽에 통증을 느낀다면 전사각근에 테이프를 붙인다.

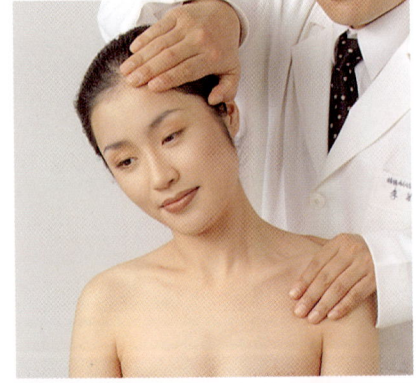

후사각근: 환자는 목을 약간 뒤쪽과 옆쪽으로 젖힌다. 검사자는 한 손으로 환자의 어깨를 누르고 다른 한 손으로는 머리 옆부분에 손을 대고 힘을 가하고 환자는 반대쪽으로 힘을 준다. 이때 환자가 통증을 느끼면 후사각근에 테이프를 붙인다.

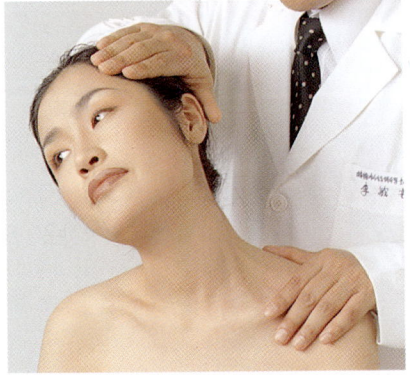

테이프의 형태

폭 2.5cm 길이 10cm I자형 테이프

붙이는 방법

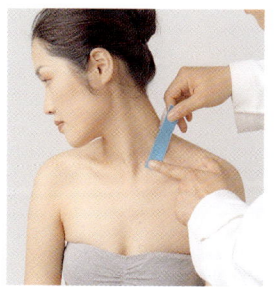

전사각근
목을 테이프를 붙일 반대쪽으로 돌리고 턱을 내린다.
테이프의 한쪽 끝을 전사각근 끝부위 (쇄골 윗부분)에 붙인다.

다시 테이프를 붙이는 쪽을 바라본다.
고개를 약간 앞으로 숙이고 테이프의 다른 한쪽 끝을 위로 붙인다.

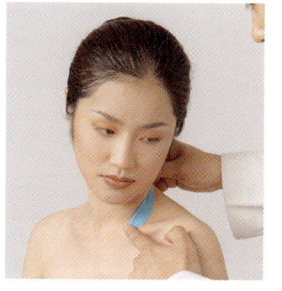

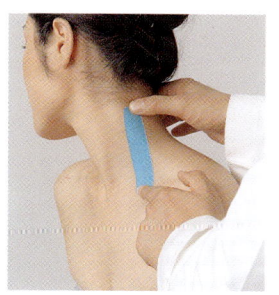

후사각근
전사각근과 마찬가지로 테이프 붙일 반대쪽으로 목을 회전시킨다.
테이프의 한쪽 끝을 후사각근 끝부위에 붙인다.

다시 테이프 붙이는 방향을 바라보고 테이프를 위로 붙인다.

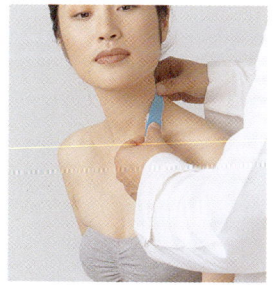

완성형태

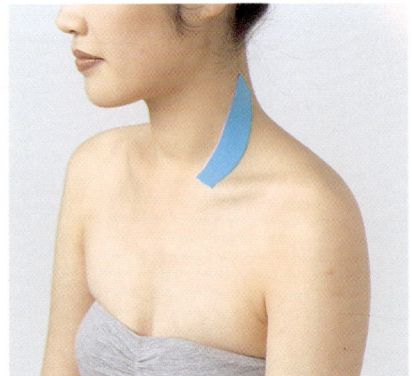

전사각근

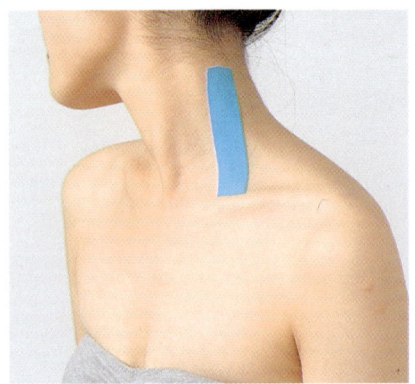

후사각근

서양화를 전공하는 27세의 예쁜 아가씨가 왼팔이 저리다고 저자를 찾아왔다. 프랑스에서 10년 간 살다 온 아가씨였는데, 3년 전 목이 아프고 왼팔이 저려 프랑스의 병원에서 경추부 MRI를 촬영을 해 보았을 때는 이상이 없었다고 한다. 그 후로 괜찮아져서 그런 대로 지냈는데 내원 4주 전부터 팔이 저린 증상이 계속 되었다고 한다. 진단을 해 보았으나 운동신경, 감각신경, 경추부 심부건반사에도 이상은 없었다. 다만 목을 회전시키는 것을 조금 불편해했고 왼쪽 전사각근 주변을 누르면 오른쪽 근육과는 달리 많이 아파했다.

전사각근 테이핑과 상승모근, 두판상근, 소흉근에 테이핑을 같이 병행했는데 하루 정도 지난 후 저린 증상이 반정도 줄었다고 했다. 테이핑을 한 지 3일째에 다시 테이프를 바꾸어 붙였더니 조금씩 좋아지다가 1주일이 되자 통증은 완전히 사라졌다.

3. 목 뒤가 뻣뻣하고 머리가 아플 때

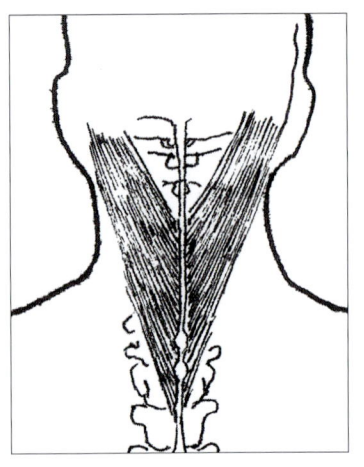

책상에 앉아 오랫동안 머리를 숙이고 업무를 보다 보면 머리 뒤쪽이 무겁고 아플 때 손으로 누르면 시원한 경우가 있다. 때로는 목 뒤 근육의 과다사용으로 인한 두통(근긴장성 두통)이 오기도 한다. 이 경우 두판상근을 검사해 본다.

두판상근은 목뒤의 가운데에서 시작하여 목의 양옆에서 끝나는 근육이다.

통증부위 검사방법

환자는 엎드려 팔을 앞으로 뻗고 목을 뒤이 뒤로 젖혀지도록 힘을 준다. 검사자는 한 손으로 환자의 등 부위를 눌러 고정하고, 다른 손으로 환자의 머리 뒷부분에 힘을 가해 환자의 움직임에 대항한다. 이때 환자가 목 뒷부분에서 통증을 느끼면 두판상근에 테이프를 붙인다. 절대 무리한 힘은 가하지 않도록 한다.

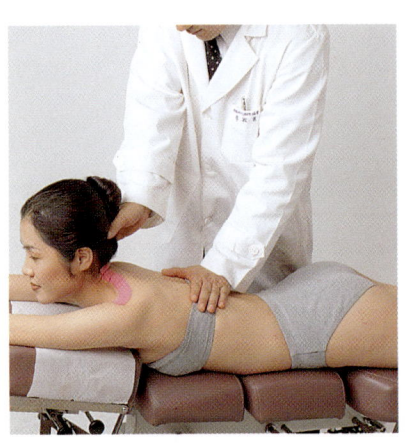

테이프의 형태

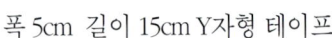

폭 5cm 길이 15cm Y자형 테이프

붙이는 방법

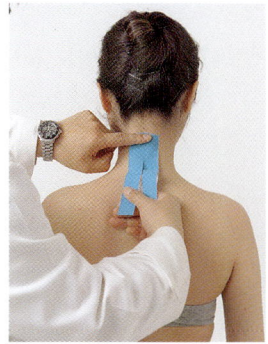

목 뒤 머리카락이 나는 끝부분에 Y자의 아랫부분을 고정시킨다.

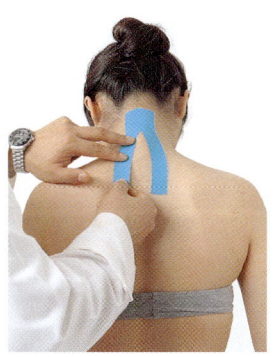

고개를 최대한 앞으로 숙이게 한 후 목뼈를 중심으로 공간을 두고 목뼈 주변의 근육을 따라 좌우로 붙인다.

완성형태

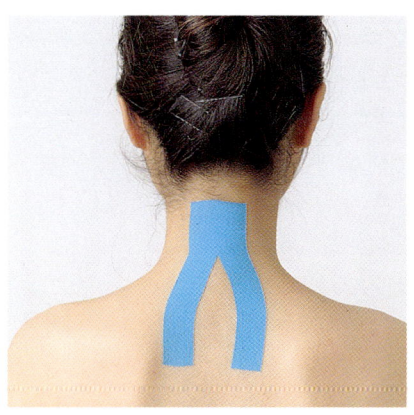

견갑거근 테이핑과 두판상근 테이핑, 승모근 테이핑을 병행한다.

2주 전부터 목 뒤쪽이 아프다는 48세 남자환자가 찾아왔다. 그는 후두거근보다는 두판상근에 이상이 있는 환자였다. 이 경우 위험성은 있지만 리도카인 주사요법이 효과가 좋으나 이 환자는 천천히 나아도 괜찮다며 주사보다는 테이핑요법을 원했다. 전산과에 발령받고 나서 컴퓨터 작업을 하는 일이 많았는데, 모니터가 아닌 자판을 보아야 하는 까닭에(안타깝게도 그는 컴맹이었으므로) 늘 머리를 숙였던 것이고, 이것이 두판상근에 통증을 일으켰던 원인이었다. 테이프를 붙이면 편하다는 환자의 요구대로 2달 동안 테이핑 치료를 했으나 테이프로 인해 통증이 사라진 것인지 자판을 완전히 익혀 통증이 사라진 것인지는 확인할 수 없었다.

4. 목과 어깨의 경계부위에 통증이 있을 때

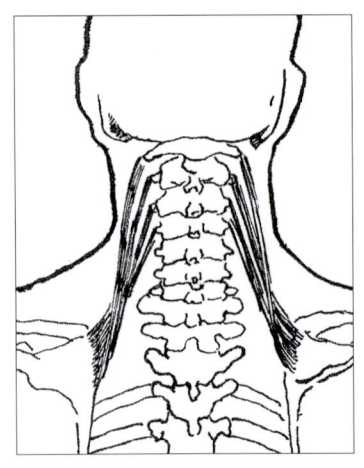

목 옆에 통증이 있으면서 목과 어깨의 경계부를 누르면 극심한 통증이 느껴질 때는 견갑거근을 검사해 본다. 이 근육과 관련된 통증은 목의 옆부분과 어깻죽지의 척추면에 나타나며 주로 추위에 오래 노출되거나, 어깨를 오랫동안 들고 있을 경우에 나타난다.

견갑거근은 견갑골 위쪽 끝부분에서 목뼈까지 이어진 근육으로 어깨를 들어올리는 기능을 한다.

통증부위 검사방법

환자는 앉은 자세에서 팔꿈치를 구부리고 목을 약간 구부린다. 검사자는 한 손으로 팔꿈치를 잡고 다른 손은 환자의 어깨에 댄다. 환자는 어깻죽지(견갑골)가 위와 중앙으로 가도록 힘을 주고 검사자는 이에 저항한다. 이 때 목의 뒤쪽 옆에 통증이 느껴지면 견갑거근에 테이프를 붙인다.

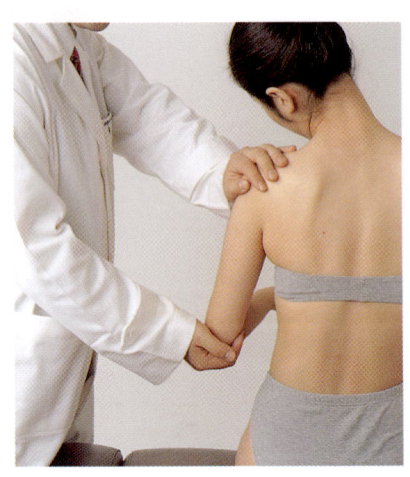

테이프의 형태

폭 2.5cm   길이 25cm   I자형테이프

붙이는 방법

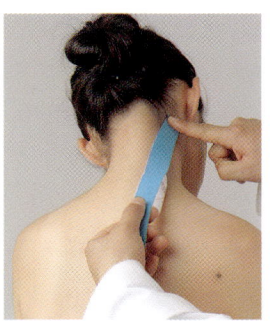

테이프를 붙일 반대쪽으로 고개를 약간 숙이게 한 후 테이프의 한쪽 끝을 귀밑 뒤쪽에 붙인다.

머리를 최대한 앞으로 기울인다. 테이프를 견갑골 주위를 따라 붙인다.

완성형태

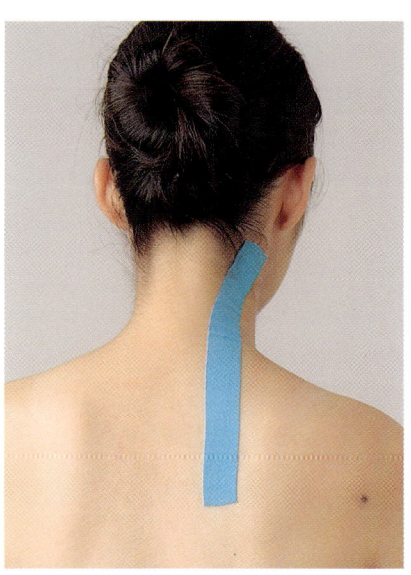

> 저자가 신경외과 선문의이기 때문인지 목과 허리 통증의 환사가 내부분인네, 하나의 근육에 문제가 있기보다는 2~3개의 근육에 문제가 있는 경우이다. 목을 돌릴 때 통증이 있고 견갑골 위쪽을 누르면 통증이 심해질 경우 상승모근이나 두판상근에도 문제가 있는 것이므로 견갑거근, 상승모근, 두판상근 테이핑을 병행한다.

5. 목 돌리기가 불편하고 돌리면 통증이 올 때

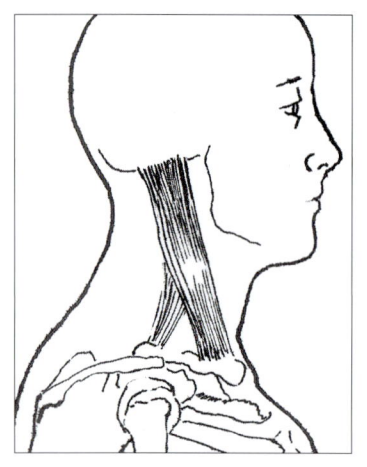

목을 돌리기가 불편하며(목을 돌리려는 방향의 반대쪽 목부위에 통증이 있다) 통증이 머리나 얼굴에까지 나타나고, 이마에 땀이 나거나 눈이 충혈되며 현기증, 귀울림 등 자율신경의 이상증세를 동반할 경우 흉쇄유돌근을 검사해 본다. 평상시 멀미를 자주 하거나, 코가 자주 막히는 사람, 귀에 문제가 일어나는 횟수가 잦은 사람은 흉쇄유돌근이 긴장되어 있는 것이다. 흉쇄유돌근의 밑에는 머리로 향해 가는 혈관이 지나간다.

흉쇄유돌근은 귀 뒤쪽 유양돌기에서 시작하여 가슴뼈와 쇄골부위까지 연결되어 있다.

통증부위 검사방법

천장을 보고 누운 자세에서 머리를 옆으로 돌리고 약간 아래로 숙인다. 검사자는 한 손으로 환자의 배를 눌러서 고정시키고 다른 손으로 머리를 누른다. 이 때 환자는 목에 힘을 주어 천장쪽을 바라본다. 환자가 목에 통증을 느끼거나 힘이 약하면 고개를 돌린 반대쪽의 흉쇄유돌근에 테이프를 붙인다.

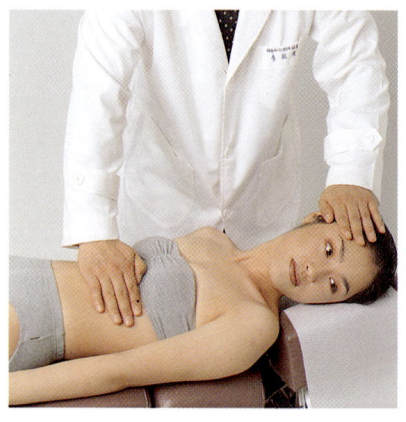

테이프의 형태

폭 2.5cm 길이 17cm Y자형 테이프

붙이는 방법

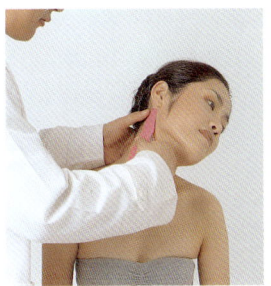

고개를 테이프를 붙이는 반대쪽으로 기울이게 한 후
Y자의 아랫부분을 귀 뒤의 돌기부분에 고정시킨다.

Y자의 한쪽 끝은 흉골의 방향에 붙인다. 이때 환자의 머리는 테이프를 붙이는 쪽으로 돌리며 45도 정도 상방으로 머리를 든 자세를 유지한다.

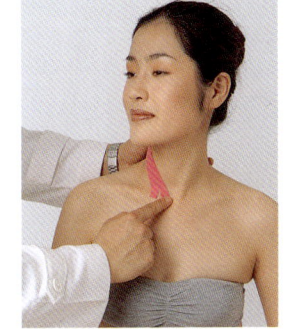

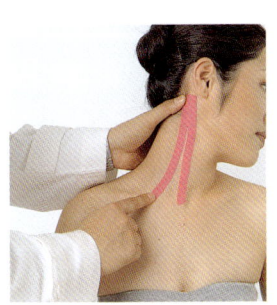

다시 환자의 머리를 테이프를 붙이는 반대쪽으로 돌리게 한 후
Y자의 다른 한쪽 끝을 쇄골부위에 붙인다.

완성형태

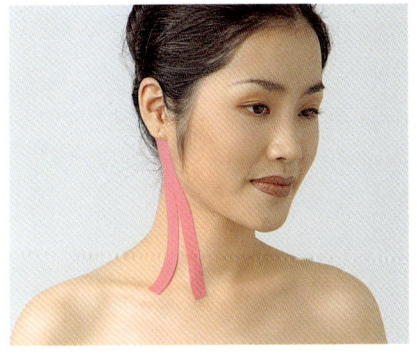

특별한 이유 없이 자고 난 후 고개를 돌리기가 힘들다는 40세 남자가 저자를 찾아왔다. 이와 같은 급성사경 환자의 경우 흉쇄유돌근을 만지면 환자는 '아!' 하며 통증을 호소한다. 이 곳에 테이핑을 정확하게 하면 붙이사마자 고개가 잘 돌아간다. 요즘은 이런 환자가 오면 신난다. 극적인 효과로 명의가 될 수 있으니까. 대개는 한 번의 테이핑으로 하루만 지나면 완치된다.

6. 목의 한쪽 부분이 뻐근하면서 불편할 때

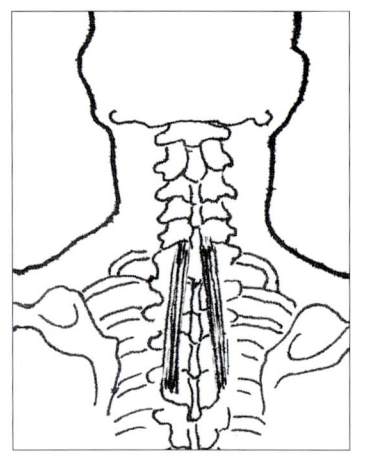

책상에 오랫동안 앉아 책을 읽거나 글을 쓴 후, 또는 지속적으로 목을 구부린 후에 목이 뻐근하거나 불편할 때는 경반극근을 검사해 본다. 통증이 있을 경우 자유롭게 머리와 목을 구부릴 수 없으나 목을 뒤로 젖히거나 돌리는 데는 지장이 없다.

경반극근은 목 뒤쪽 깊은 곳에 있는 근육이다. 목의 겉에서부터 속으로 들어가는 근육순서는 제일 바깥쪽이 승모근, 그 다음이 판상근, 그 속이 경반극근이다.

통증부위 검사방법

환자를 엎드려 눕게 한 후 팔을 앞으로 뻗고 목을 뒤로 젖히게 한다. 검사자는 한 손으로 환자의 등을 눌러 고정시키고, 다른 손으로 환자의 머리 뒷부분에 힘을 가해 환자의 움직임에 대항한다. 이때 환자가 목 뒷부분에 통증을 느끼면 경반극근에 테이프를 붙인다.

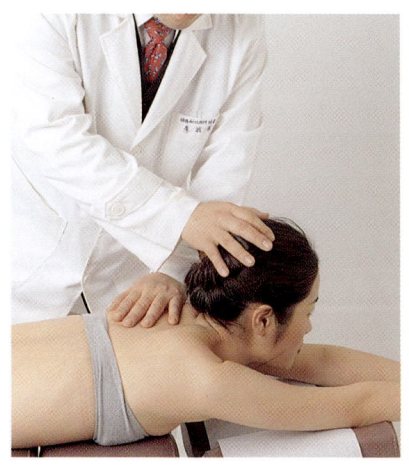

테이프의 형태

폭 2.5cm 길이 15cm Y자형 테이프

붙이는 방법

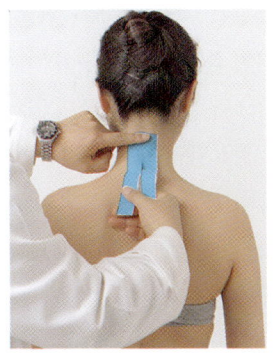

목 뒤 머리카락이 나는 끝부분에 Y자의 아랫부분을 고정시킨다.

고개를 최대한 앞으로 숙이게 한 후 목뼈를 중심으로 공간을 두고 좌우로 붙인다. 두판상근 테이핑보다 조금 위에 붙인다.

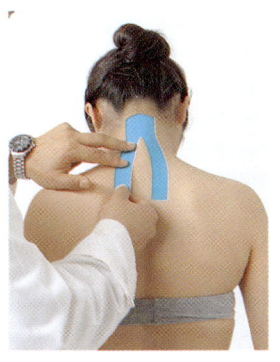

완성형태

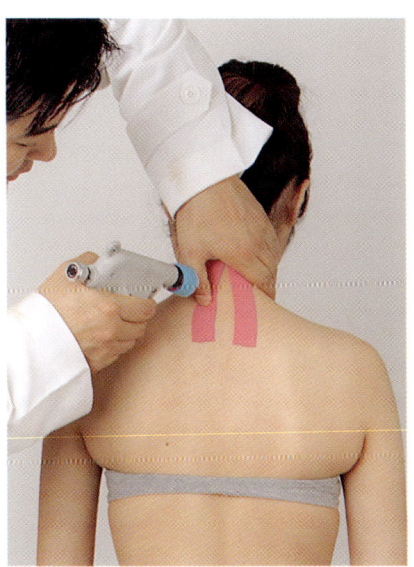

경반극근은 목 뒤쪽 깊은 곳에 있는 근육이므로 테이핑한 후 테이프를 따라 슬래킹 머신으로 자극해 준다. 슬래킹 머신이 없는 일반 가정에서는 테이핑 부위의 근육을 엄지손가락으로 풀어 주면 된다.

주로 근골격계 질환을 진단하는 신경외과, 정형외과, 재활의학과 의사들은 목이 뻣뻣하고 어깨가 무겁다는 환자를 가장 많이 접할 것이다. 치료법 중 하나인 트레벨의 주사요법은 치료효과는 뛰어나지만, 환자를 실신시키는 일이 흔하여 많이 사용하지 않는다.

그 대체요법으로 가장 좋은 것이 키네시오 테이핑요법이다. 치료가 간단하고 부작용이 없을 뿐 아니라 환자 역시 아프지 않고 테이프를 붙인 채로 평상시와 다름 없이 생활할 수 있기 때문이다.

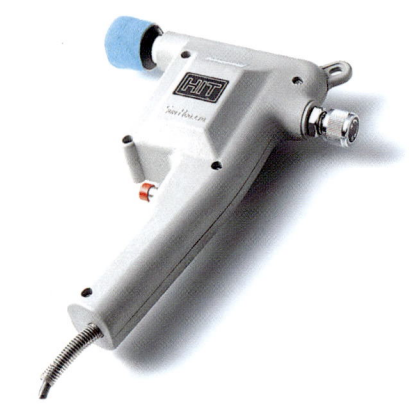

테이프를 붙이고 나서 즉각적인 치료효과를 위해서는 테이핑부위를 슬래킹 머신으로 자극해 준다.

슬래킹 머신은 인체의 심부근육을 자극하는 기계로, 분당 1,800회에 달하는 빠른 진동이 근육을 부드럽게 이완시킨다.

저자 역시 원고를 오래 쓴 날은 환자가 되는 경우가 있다. 이 경우 아내에게 테이핑방법을 교육시켜 치료를 받는데 이럴 때마다 환자들이 느끼는 마음을 이해할 수 있게 된다.

어깨의 통증

1. 팔이 저리고 아플 때

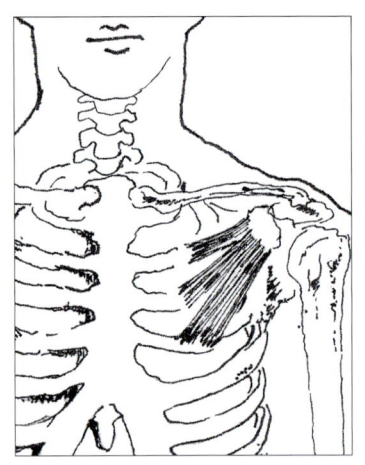

겨드랑이 쪽 가슴부위가 아프면서, 어깨를 앞으로 내밀거나 팔을 머리 위로 들어올릴 때 팔이 저리고 아프다면 소흉근을 검사해 본다. 이 근육에 이상이 있으면 팔로 가는 액와동맥(겨드랑이 동맥)과 상완신경총이 압박을 받아 어깨앞쪽을 거쳐 팔, 손가락까지 통증이 생길 수 있다. 신경이나 혈관이 눌리는 증상은 팔을 지나치게 밖으로 돌렸을 때 나타난다.

소흉근은 대흉근의 속에 있으며, 길쭉한 삼각형 모양의 근육으로 팔로 가는 혈관과 신경의 통로 역할을 한다.

통증부위 검사방법

검사자는 환자를 똑바로 눕게 하여 맥박을 측정한다. 환자의 손을 머리 위쪽에 둔 후 맥박을 측정했을 때와 비교하여 뛰는 속도가 느려지면 소흉근이 뭉쳐진 것으로 이 근육에 테이프를 붙인다.

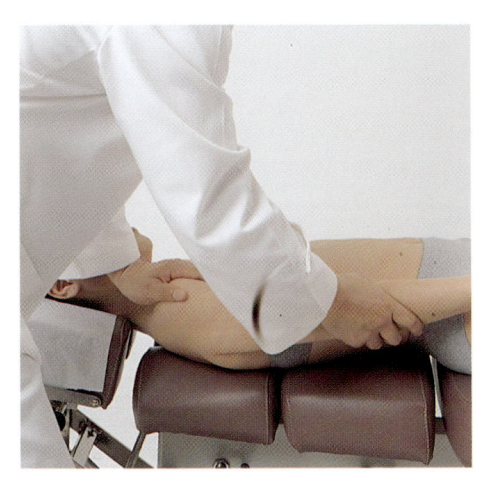

테이프의 형태

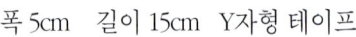

폭 5cm   길이 15cm   Y자형 테이프

붙이는 방법

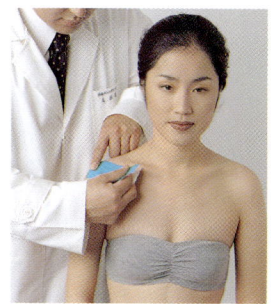

어깨를 앞으로 구부리게 한 후 Y자의
아랫부분을 오구돌기(어깨 끝부분)에 붙인다.

어깨를 최대한 뒤로 젖힌다. Y자 윗부분을
가슴을 향하여 15도 정도 벌어지도록
붙인다.

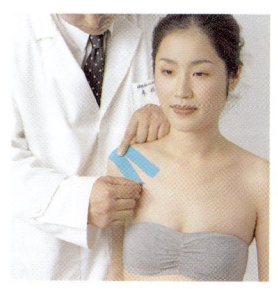

완성형태

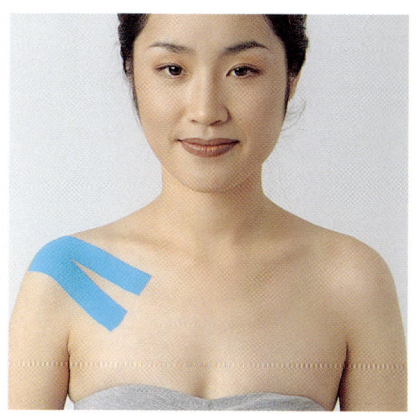

소흉근테이핑에
전사각근테이핑을
병행하면 효과적이다.

3일 전부터 팔이 저리기 시작했다며 50세의 고위 공무원이 저자를 찾아왔다. 그는 주말에 골프를 치고 나서부터 팔이 저린 것 같다고 했다. 신경학적 검진, 정형의학적 검진에서 목부위의 이상이 없었는데 소흉근을 눌렀을 때는 통증이 있었다. 소흉근에 테이핑을 한 다음 날 바로 통증이 줄어들었고 3일째에 완치되었다.

소흉근 자체는 기능이 별로 중요하지 않지만 목디스크처럼 팔을 저리게 하여(흉곽출구증후군) 진단에 혼란을 일으키므로 의사에게는 중요한 근육이다.

2. 팔을 옆으로 벌리면 어깨가 아플 때

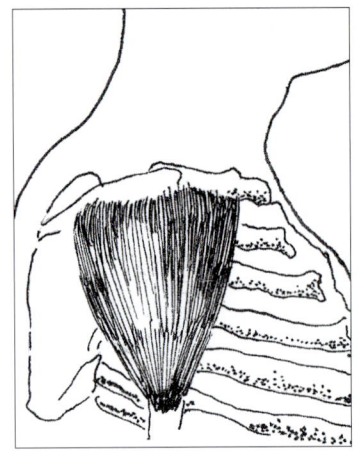

팔을 옆으로 벌릴 때 어깨부위에 통증이 있을 경우에는 삼각근을 검사해 본다. 삼각근으로 인한 통증은 멀리 퍼져나가지 않고 손상 부위의 표면에 주로 나타난다. 그러나 삼각근이 어깨의 다른 근육을 보호하고 있기 때문에 빨리 치료하지 않으면 다른 어깨의 근육에 무리를 주어 만성적인 어깨 통증으로 발전할 수 있다.

삼각근은 팔의 윗부분 바깥쪽에 위치하는 역삼각형 모양의 근육으로 팔을 옆으로 올리는 데 중요한 역할을 한다.

통증부위 검사방법

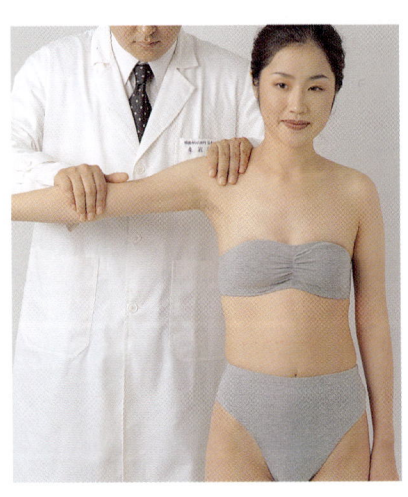

환자는 선 자세에서 팔을 옆으로 뻗어 어깨높이까지 올린다. 검사자는 한 손으로 환자의 어깨를 눌러 고정시키고 다른 손으로 환자의 팔꿈치부위를 잡는다. 검사자는 환자의 팔을 아래로 누르고 환자는 그 힘에 저항하여 위쪽으로 올린다. 양쪽 팔을 검사한 후 통증이 있거나 힘이 약한 쪽의 삼각근에 테이프를 붙인다.

테이프의 형태

폭 5cm   길이 20cm   Y자형 테이프

붙이는 방법

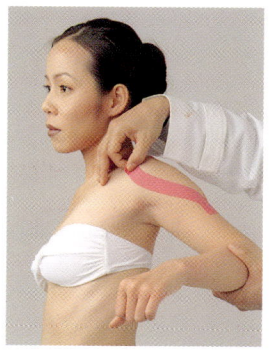

팔을 구부린 채 들어올린다. Y자의 아랫부분을 삼각근의 끝부분에 고정시킨 후, 팔을 뒤로 젖히게 한 뒤 삼각근의 앞쪽 선을 따라 Y자 윗부분의 한쪽을 붙인다.

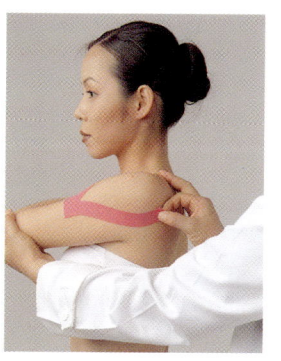

팔을 다시 몸 앞으로 당겨 반대쪽 어깨를 잡게 한 후 삼각근의 뒤쪽 선을 따라 Y자 윗부분의 나머지 한쪽을 붙인다.

완성형태

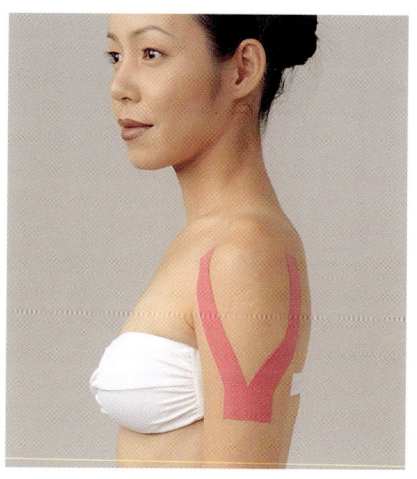

어깨를 내렸을 때 당기는 감이 있나 없나를 확인한다. 어깨가 당기면 피부염이 일어날 수 있으므로 주의한다.

삼각근 테이핑은 극상근+삼각근, 극하근+삼각근, 견갑하근+삼각근 테이핑과 같이 어깨나 팔의 통증이 있을 때 병행테이핑으로 많이 사용한다.

3. 어깨 뒤쪽에 통증이 올 때

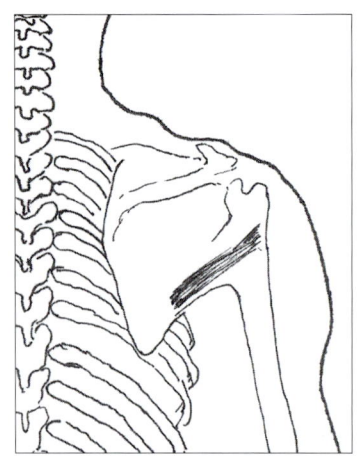

잠자고 난 뒤 어깨 뒤가 아프거나, 어깨를 뒤로 젖힐 때 또는 팔을 앞쪽으로 뻗을 때 통증이 있다면 소원근을 검사해 본다.

소원근은 대원근보다 위에 있으며 어깻죽지에서 시작해 겨드랑이 쪽의 팔에서 끝나는 근육이다. 팔의 바깥쪽 회전을 담당한다.

통증부위 검사방법

환자는 똑바로 엎드린 자세에서 손바닥을 천장을 향하게 한 뒤 팔을 약간 들어올린다. 검사자는 한쪽 손으로 환자 어깨를 고정시키고 다른 손으로 환자의 팔꿈치를 누른다. 환자는 그 힘에 대항하여 팔을 위로 들어올린다. 이때 어깨 뒷부분에 통증이 있거나 들어올리는 힘이 약한 쪽의 소원근에 테이프를 붙인다.

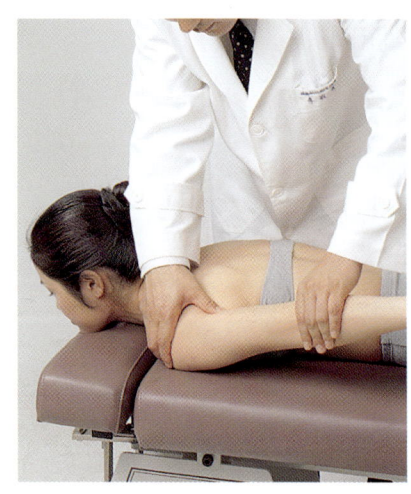

테이프의 형태

폭 2.5cm 길이 10cm I자형 테이프

붙이는 방법

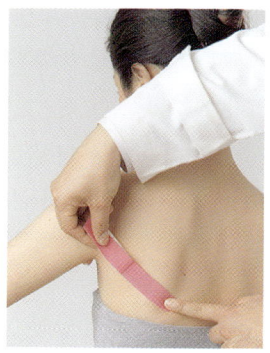

테이프를 붙이는 쪽의 팔을 약간 벌린다.
한쪽 끝을 소원근의 시작부위에 고정시킨다.

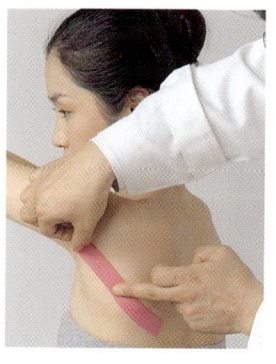

팔을 위쪽으로 더 들어올리게 하고, 근육을
최대한 늘인 상태에서 근육의 선을 따라
테이프를 붙인다.

완성형태

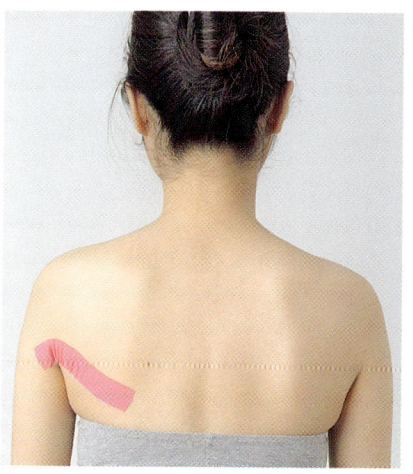

소원근 테이핑에 대원근
테이핑을 병행하면 효과적이다.

> 소원근은 극하근 밑에 있으면서 어깨를 바깥쪽으로 돌리는 데 보조적으로 관여하기 때문에 이 근육 자체가 이상이 생기는 경우는 거의 없다. 대개는 극하근을 치료하다가 보조적으로 소원근에 테이핑을 한다. 진단이 확실하면 효과는 좋은 편이다.

4. 어깨를 움직일 때마다 통증이 따를 때

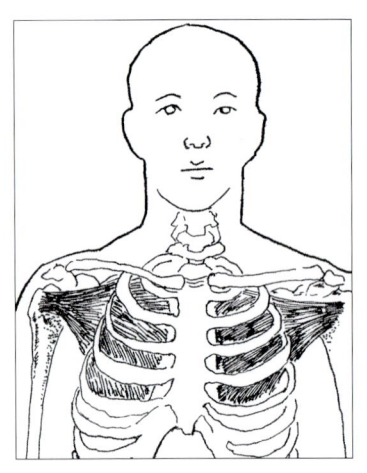

처음에는 어깨를 안쪽으로 돌릴 때만 통증이 있다가 점차적으로 모든 방향으로 움직일 때마다 통증이 나타나면 견갑하근을 검사해 본다. 종종 오십견으로 진단되기도 하나 견갑하근에 의한 통증은 어깨의 뒷부분과 손목에 심하다는 특징이 있다. 만성적인 근육손상이나 어깨의 직접손상에 의해 생기며 어깨부위를 만졌을 때 통증이 느껴진다.

견갑하근은 견갑골(어깻죽지) 앞쪽에 위치하여 어깨에서 끝나는 근육이다.

통증부위 검사방법

환자는 엎드린 자세에서 팔을 옆으로 편 후 팔꿈치가 직각이 되도록 구부린다. 검사자는 한 손으로 환자의 팔꿈치를 고정시키고 다른 손으로 환자 손목을 잡는다. 환자는 팔을 안으로 굽히고 검사자는 환자의 힘에 저항하여 팔이 굽혀지지 않게 한다. 이때 환자가 어깨에 통증을 느끼거나 저항하는 힘이 약하면 견갑하근에 테이프를 붙인다.

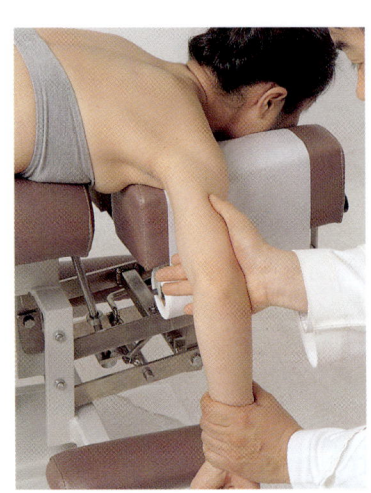

테이프의 형태

폭 5cm 길이 20cm I자형 테이프

붙이는 방법

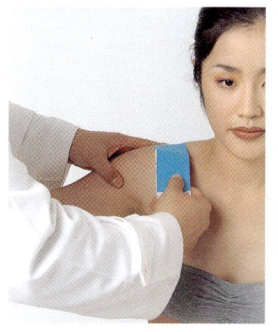

팔을 옆으로 수평에 가깝게 들어올린다. 테이프의 한쪽 끝을 어깨의 약간 뒤쪽에 고정시키고 팔을 위로 들게 한 뒤 어깨 중간부위를 지나 테이프를 몸 앞부분으로 붙여간다.

팔을 더 높이 들어올리게 하고 다른 한쪽 끝을 가슴을 향하여 붙인다.

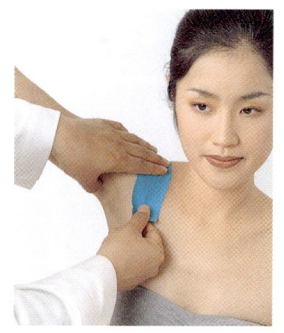

완성형태

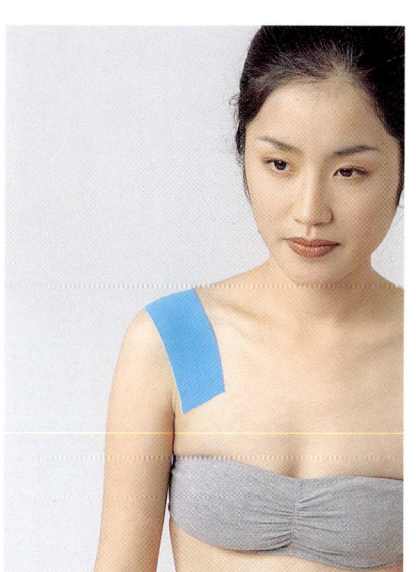

견갑하근의 또다른 테이핑 방법으로 어깨 뒤쪽의 견갑골을 둘러싸듯 테이핑을 하는 경우도 있다.
견갑하근 테이핑과 삼각근 테이핑을 병행하면 효과적이다.

5. 어깨의 통증이 팔꿈치 바깥쪽까지 내려갈 때

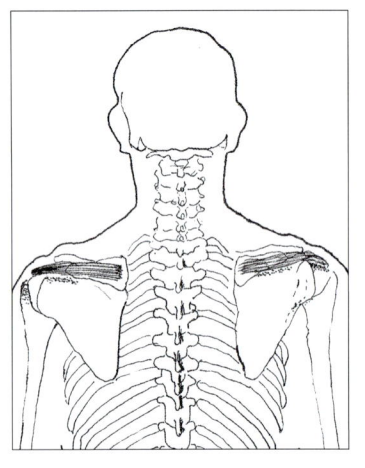

팔을 옆으로 벌릴 때 오던 어깨의 통증이 팔꿈치 바깥쪽까지 내려갈 때, 물건을 집어던지거나 테니스의 스윙동작을 할 때 어깨와 팔꿈치 바깥쪽에 통증이 느껴지면 극상근을 검사해 본다.

이 근육에 통증유발점이 생기면 쑤시는 듯한 심부통이 나타나며, 팔을 들어올릴 때 동작이 자유롭지 않다.

극상근은 어깻죽지 윗부분에서 어깨까지 이어진 근육으로, 팔의 바깥쪽 외전을 담당한다.

통증부위 검사방법

환자의 팔을 약간 옆으로 벌린다. 검사자는 한 손으로 환자의 어깨를 잡고 다른 손으로는 환자의 손목부분을 잡는다. 검사자는 환자의 팔을 안쪽으로 밀고 환자는 검사자의 미는 힘에 저항하여 팔을 바깥쪽으로 민다. 이때 어깨에 통증을 느끼거나 저항하는 힘이 약하면 극상근에 테이프를 붙인다.

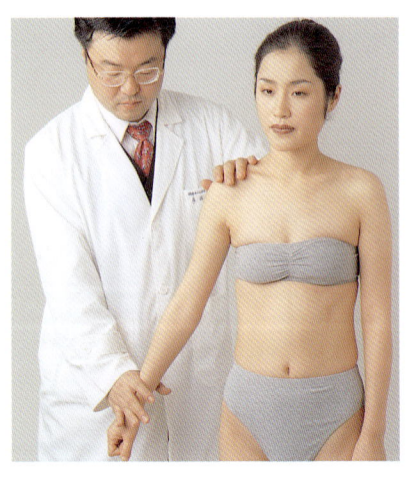

테이프의 형태

폭 5cm 길이 15cm Y자형 테이프

붙이는 방법

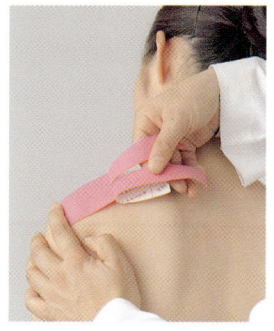

팔을 자연스럽게 내린다.
Y자의 아랫부분을 극상근의 시작부위에 붙인다.

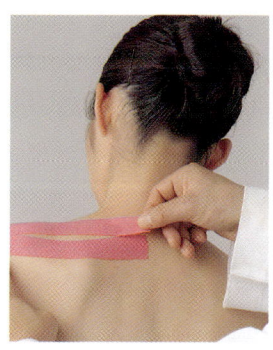

팔을 앞으로 내밀고 머리를 숙이게 한 후, 근육의 선에 따라 테이프를 붙인다. 이때 테이프의 가운데는 약간 공간을 두고 Y자의 끝부분은 서로 겹쳐지도록 붙인다.

완성형태

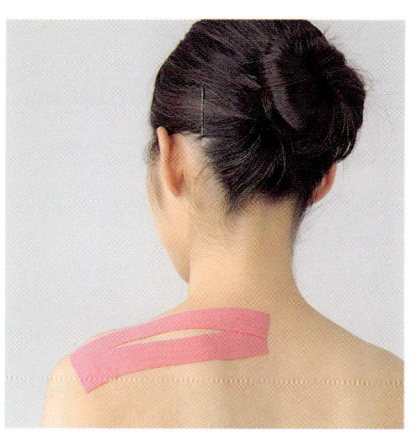

테이프의 길이는 어깨에서 시작하여 척추를 넘어서지 않도록 알맞게 잘라야 한다. 극상근 테이핑에 상완삼두근 테이핑을 병행하면 효과적이다.

10년 동안 매일 1시간 정도씩 헬스클럽에서 운동을 해온 저자의 친구 중 하나는 역기를 드는 도중 어깨가 뜨끔해짐을 느꼈다고 한다. 극상건염일 경우에는 어깨가 움직일 때마다 통증이 있으므로 어느 근육에 이상이 있는지 진단하기가 어려웠다. 따라서 극상근, 극하근, 견갑하근, 어깨관절에 테이핑을 했더니 어깨의 움직임이 부드러워졌다. 이 상태에서 진단을 다시 해본 결과 극상근에 문제가 있었고 3일째부터는 극상근에만 테이프를 붙이자 효과가 있었다.

6. 가슴이 콕콕 쑤시고 어깨 통증을 동반할 때

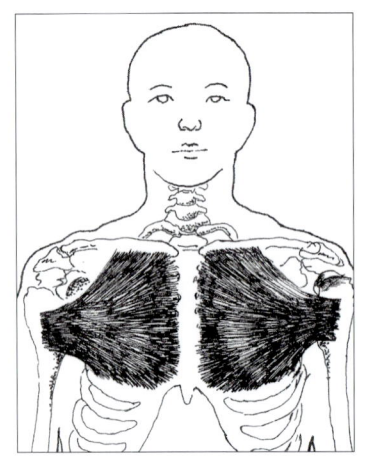

가슴이 콕콕 쑤시며 조이는 듯 아프다가도 구부정한 자세를 취했을 경우 통증이 심해진다면 대흉근을 검사해 본다. 이 근육과 관련된 통증은 앞가슴과 어깨, 그리고 팔을 거쳐 약지손가락과 새끼손가락에 올 수 있다. 대흉근의 통증은 심장부위까지 영향을 미치기도 한다.

대흉근은 가슴의 앞쪽 전면을 덮고 있는 흉부 표면의 근육으로서 팔의 움직임을 지지한다.

통증부위 검사방법

환자는 천장을 보고 똑바로 누운 상태에서 팔을 앞으로 뻗는다. 검사자는 한 손은 환자의 어깨를 잡고 다른 손은 환자의 팔꿈치 부위를 잡은 채 환자의 팔을 옆으로 벌리고, 환자는 그 힘에 저항하여 팔을 안쪽으로 당긴다.

이 때 환자가 가슴부위에 통증을 느끼거나 저항하는 힘이 약하다면 대흉근에 테이프를 붙인다.

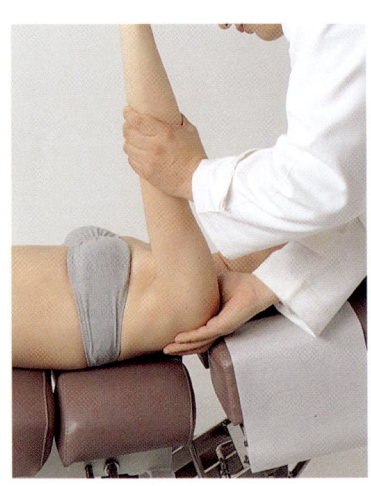

테이프의 형태

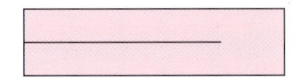

폭 5cm   길이 20cm   Y자형 테이프

붙이는 방법

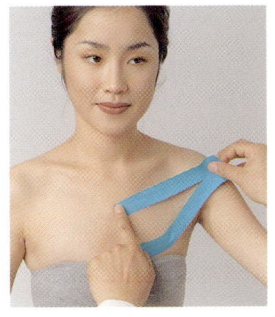

테이프 붙일 쪽의 팔을 옆과 앞쪽으로 약간 벌리게 한 후, Y자의 아랫부분을 대흉근의 끝에 붙인다.

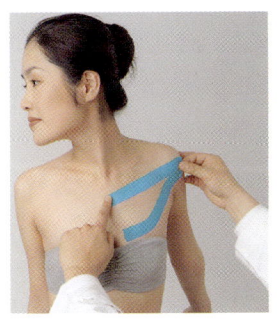

어깨를 뒤로 젖힌다.
테이프의 한쪽은 흉골 전면으로, 다른 한쪽은 가슴 중앙부위를 향하여 붙인다. 가슴을 앞으로 내밀고 팔을 최대한 뒤로 젖힌 상태에서 테이핑을 한다.

완성형태

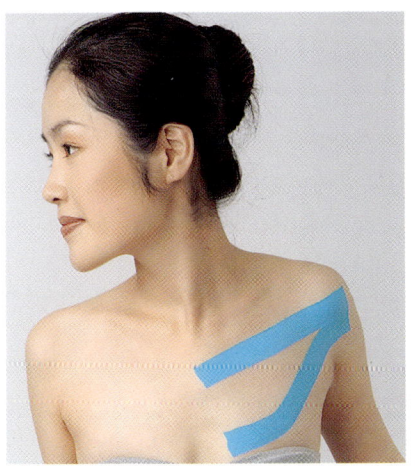

대흉근 테이핑과 대능형근 테이핑을 병행하면 효과적이다.

> 테니스 선수인 27세의 아가씨가 가슴에 혹이 만져진다며 저자를 찾아왔다. 3살 위인 사촌언니가 작년에 유방암수술을 했다며 자신도 암이 아닐까 걱정하는 눈치였다. 그러나 진단은 대흉근의 근막통증후군이었고, 1주일 동안의 테이핑으로 통증은 완전히 사라졌다. 유방암이면 시집도 못가고 죽는다고 억울해하던 모습이 떠올라 웃음이 나온다. 벌써 2년 전 얘기인데 아직도 이 아가씨는 결혼은커녕 애인도 없다.

7. 옆구리가 몹시 아프면서 숨쉬기가 힘들 때

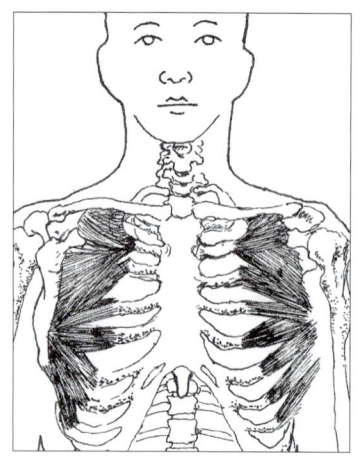

기침을 할 때나 달리기를 하고 난 후 옆구리가 몹시 아프면서 숨쉬기가 힘들 때는 전거근을 검사해 본다. 전거근으로 인한 통증은 옆구리와 가슴 뒤쪽에서 팔로 퍼져 나가며, 과도한 달리기나 기침, 정신적 스트레스를 받았을 때 통증이 유발된다. 종종 숨이 찬 것 같은 호흡을 한다.

전거근의 시작부분은 톱니모양이며 갈비뼈 옆쪽에서부터 견갑골(어깻죽지 부분)에서 끝나는 근육이다.

통증부위 검사방법

환자는 서 있는 상태에서 한쪽 팔을 앞으로 뻗어 위아래로 움직인다. 검사자는 한 손은 환자의 뻗은 팔을 잡고 다른 손은 환자의 등 뒤 견갑골에 댄 후 견갑골의 움직임을 느낀다. 팔을 움직일 때 좌우 견갑골의 움직임이 다르다면 잘 움직이지 않는 쪽이 이상이 있는 것으로 그쪽의 근육에 테이프를 붙인다.

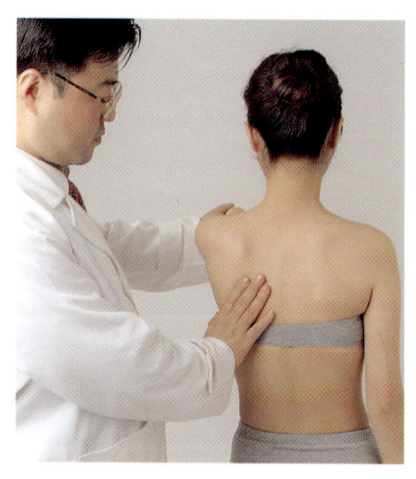

테이프의 형태

폭 5cm   길이 20cm   I자형 테이프

붙이는 방법

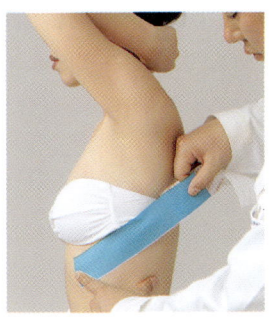

테이프 붙이는 쪽의 손을 목 뒤에 대게 한다.
테이프의 한쪽 끝을 가슴의 아랫부분에 고정시킨다.

근육이 최대한 늘어나도록 목 뒤에 대었던 팔을 머리 위로 올리게 하고 목을 반대쪽으로 기울인 상태에서 테이프의 다른 한쪽을 견갑골을 향하여 붙인다.

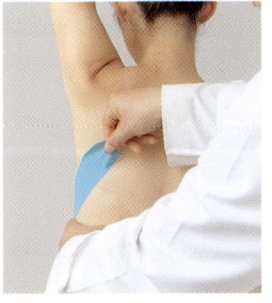

완성형태

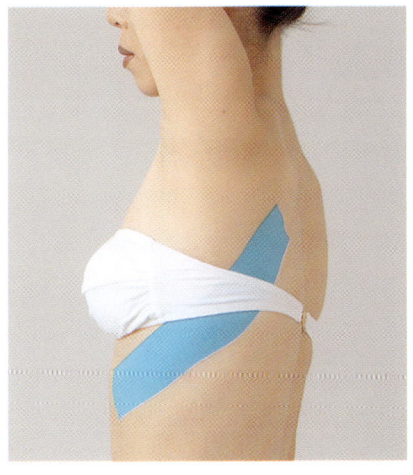

이 테이핑은 내과에서 기관지 내시경이나 가슴 방사선사진에서 이상이 없을 때 많이 사용하며 기대한 것보다는 효과가 좋을 때가 많다. 가슴이 답답하고 숨쉬기가 힘들다는 55세의 한 남자환자의 경우 대학병원 내과에서 검사를 했을 때 심리적인 이유 외에 특별한 이상이 없다는 진단을 받았으나, 전거근 테이핑과 횡격막 테이핑을 병행한 테이핑 치료를 했을 때 효과가 즉시 나타나 가슴이 답답한 증상이 사라졌다.

8. 어깨를 움직일 수 없으며 움직이면 아플 때

오십견은 어깨관절이 경직되어 움직임이 제한되는 특징이 있다. 특히 팔을 옆으로 들어올리는 동작과 바닥에 누워 팔을 앞으로 뻗은 뒤 손등을 바닥에 닿게 하는 운동을 하기가 힘들다. 따라서 환자는 높은 선반에 손을 뻗을 수 없고 손목을 뒤로 가져가지 못하기 때문에 행동이 부자연스럽다. 또한 어깨관절을 움직일 때뿐만 아니라 휴식시, 특히 야간에 통증이 계속돼 잠을 이루지 못할 정도로 고통스럽다.

어깨 움직임에 따른 테이프를 붙이는 방법

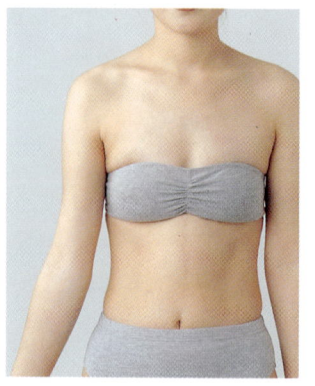

팔을 15도 들어올리면 극상근이 작용한다.

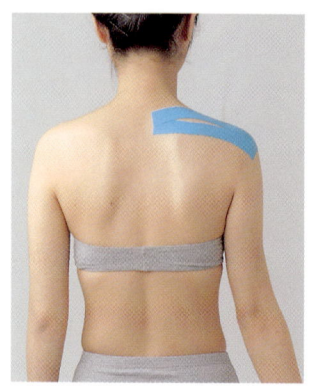

극상근에 테이프를 붙인다.

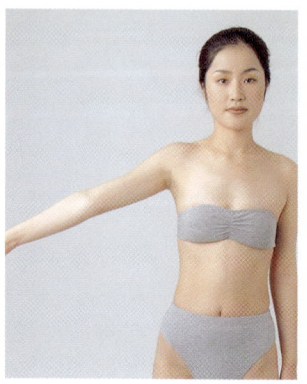

팔을 60도 들어올리면 삼각근이 작용한다.

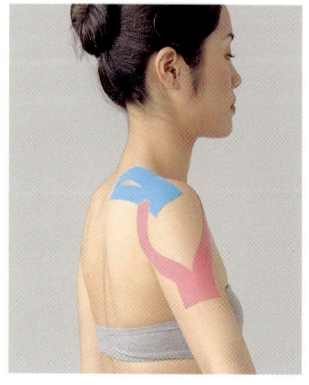

삼각근에 테이프를 붙인다.

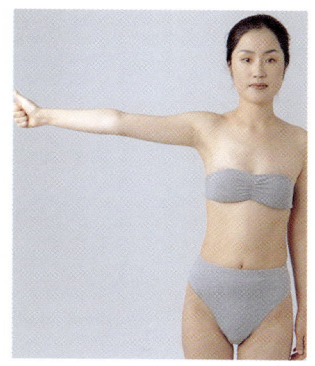

팔을 90도 들어올리면 상완와관절이 작용한다.

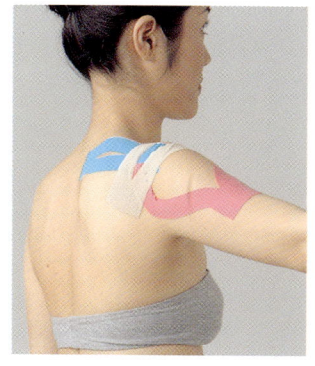

상완와관절에 테이프를 붙인다.

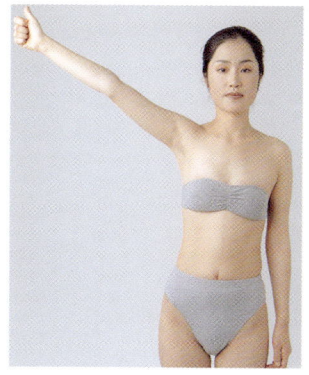

팔을 120도 들어올리면 전거근과 승모근이 작용한다.

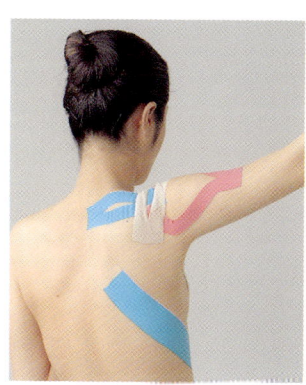

전거근에 테이프를 붙인다.

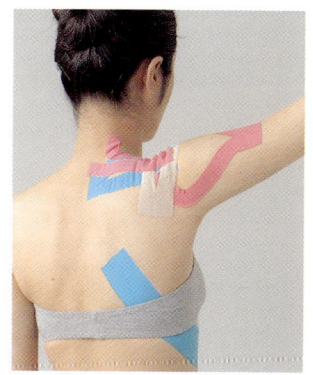

승모근에 테이프를 붙인다.

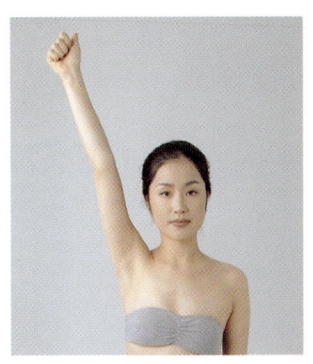
팔을 170도~180도 들어올리면 대흉근이 작용한다.

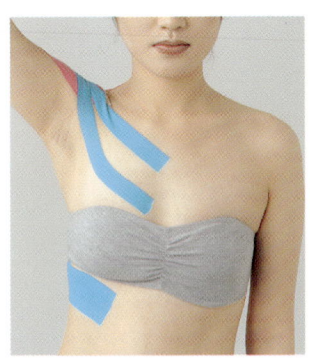
대흉근에 테이프를 붙인다.

동결견이라고도 하는 오십견은 어깨관절 및 주위조직들의 이상과 퇴행성 변화로 인해 심한 운동장애를 일으키는 질환이다. 주로 50세 전후의 사람들에게 가장 많이 발견되어 50견이라 한다. 우선 한쪽 어깨에서 먼저 발생하며 34%의 환자에게서는 5~7년 사이에 반대쪽 어깨에도 같은 증세가 나타난다.

저자는 오십견 환자를 흔하게 접하는데, 연세가 80세 되신 분에게 오십견이라고 하면 환자분은 무척 좋아하신다. 그리고 나이가 30대인 분에게도 생기는 경우가 있는데 이럴 때는 동결견이라는 병명을 말해 준다. 30대의 환자에게 오십견이라고 하면 대개는 자기 몸이 부실하다고 느끼고 우울한 감정을 나타내기 때문이다.

오십견 치료에서 물리치료나 스테로이드 주사법이 사용되기도 하지만 많은 경우 키네시오 테이프를 사용하고, 치료효과 또한 뛰어나다. 특히 붙이자마자 움직임의 범위가 좋아지는 경우가 많고, 운동처방을 병행할 경우 환자가 고통 없이 완쾌될 수 있다.

9. 어깨 통증으로 핸들을 돌리기가 어려울 때

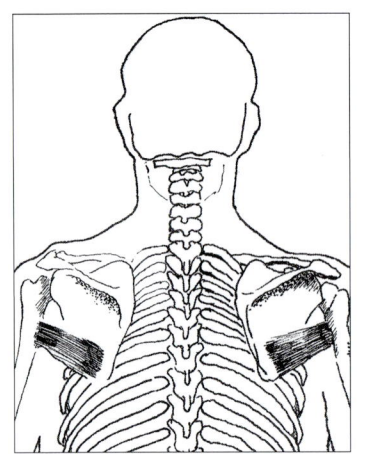

무거운 문을 밀고 들어갈 때 어깨 뒷부분이 아프거나, 자동차 운전시 어깨 뒷부위가 아파서 핸들을 돌리기가 어려울 때, 또는 팔을 앞이나 위로 움직일 때 제대로 움직여지지 않으면서 통증이 생길 경우에 대원근을 검사해 본다. 대원근으로 인한 통증은 겨드랑이 부위와 삼각근 뒤쪽 심부까지 이어지기도 한다.

대원근은 등부분 근육의 하나로 견갑골(어깻죽지) 밑에서 시작하여 겨드랑이 쪽의 팔에서 끝나는 근육이다.

통증부위 검사방법

환자는 바닥에 엎드린 후 양팔을 등쪽으로 구부리고 손바닥이 천장을 향하게 한다. 검사자는 환자의 팔꿈치를 잡고 바닥 쪽으로 누르고 환자는 그 힘에 저항하여 팔꿈치를 위로 올린다. 이때 환자가 어깨 뒷부분의 통증을 느끼거나 저항하는 힘이 약하면 대원근에 테이프를 붙인다.

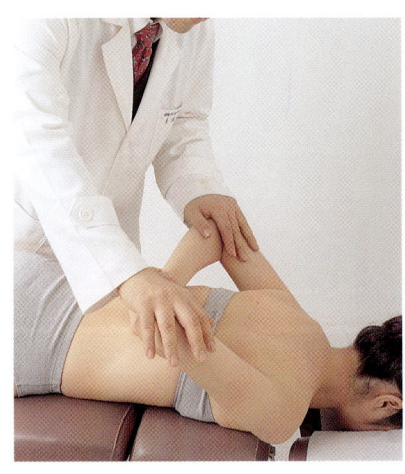

테이프의 형태

폭 2.5cm 길이 15cm I자형 테이프

붙이는 방법

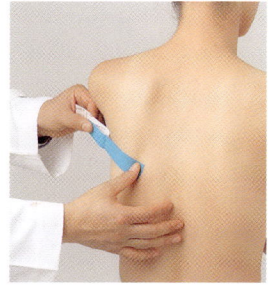

테이프의 한쪽 끝을 대원근의 시작부분(견갑골 하단부위)에 고정시킨다.

팔을 최대한 앞으로 뻗어 근육이 늘어나도록 한 상태에서 대원근의 끝부분까지 테이프를 붙인다.

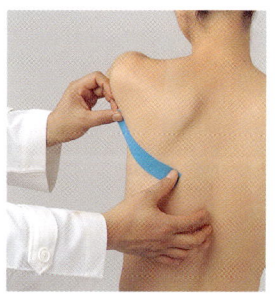

완성형태

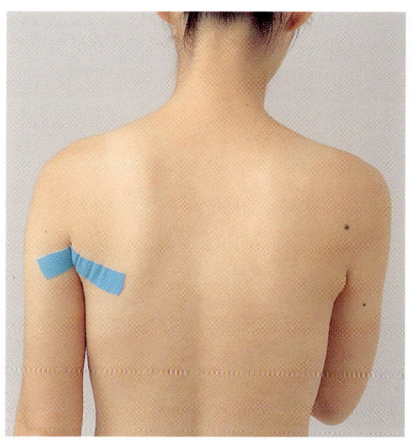

효과가 없으면 대원근 테이핑에 대흉근 테이핑을 병행한다.

> 버스를 운전하는 58세의 한 환자는 핸들을 돌리려고 팔을 위로 들어올리거나 외측으로 회전시킬 때마다 견갑골 밑부분에 통증이 있어서 저자를 찾아왔다. 근육검사를 해본 결과 대원근에 이상이 있어 테이프를 붙였다. 이 근육에 테이핑을 한 상태로 운전할 때는 통증이 사라졌으나 근육을 누르면 여전히 아프다고 했다. 한 달 간의 테이프치료 후에 완치되었지만, 만약 휴식을 취하면서 치료하였다면 금방 좋아졌을 텐데 하는 안타까운 생각이 들었다.

10. 견갑골 안쪽에 통증이 있을 때

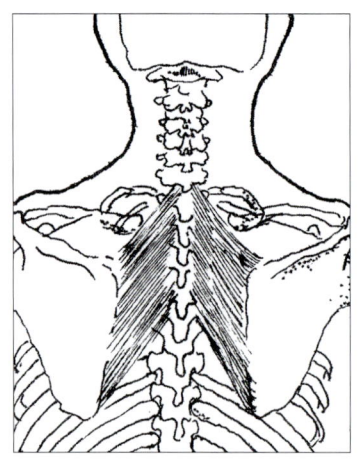

열중쉬어 자세를 취할 때 어깻죽지 주위의 등근육이 아프다면 능형근을 검사해 본다. 나쁜 자세나 대흉근의 이상에 의해 통증이 생길 수 있으며 주로 견갑골의 극상근부위에 통증이 발생한다. 견갑거근의 통증과 유사하지만, 어깨의 움직임이 자유롭다는 점과 목을 돌릴 때 통증이 없는 점이 다르다.

능형근은 어깻죽지에서 등쪽으로 이어지는 근육으로 소능형근과 대능형근으로 이루어져 있다.

통증부위 검사방법

환자는 엎드려 누운 자세에서 양손을 등 뒤에서 마주잡고 검사할 쪽의 어깨를 위로 들어올린다. 검사자는 환자의 한쪽 어깨를 고정시키고 다른 손으로 검사하려는 어깨를 눌러 환자의 힘에 저항한다. 환자가 어깨 뒤의 통증을 느끼면 능형근에 테이프를 붙인다.

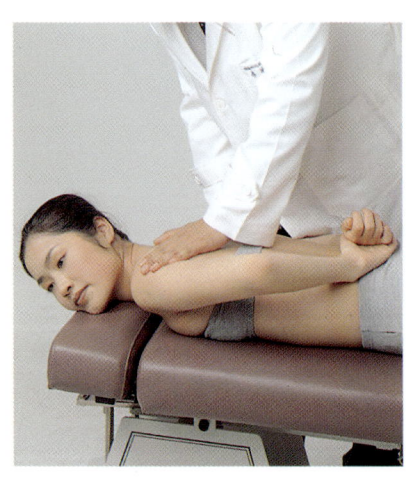

테이프의 형태

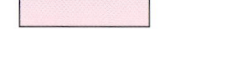

폭 5cm 길이 10cm X자형 테이프

붙이는 방법

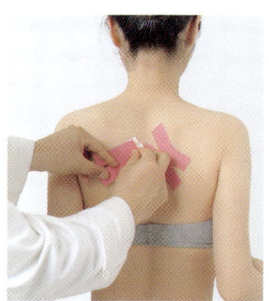

환자는 어깨를 뒤로 젖혀
견갑골이 확실히 보이도록 한다.
견갑골 주변에 테이프 중앙을 고정시킨다.

머리를 숙이고 팔을 앞으로 감싸게 한다.
X자 형태로 테이프를 붙인다.

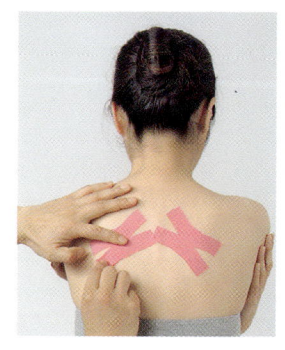

완성형태

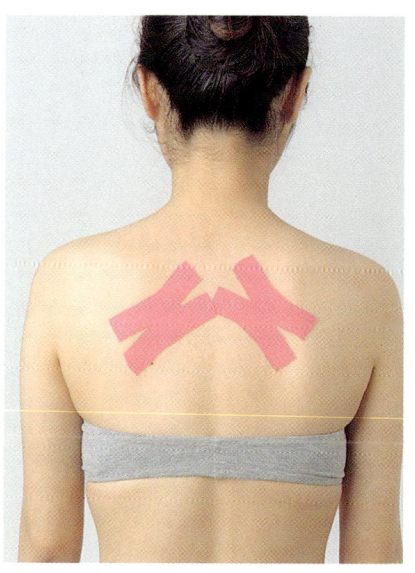

아픈 곳이 한 곳이라면 한쪽만
테이프를 붙인다.
능형근 테이핑 후에도 통증이
있으면 상승모근 테이핑과
견갑거근 테이핑을 병행한다.

3 팔부위의 통증

1. 알통 부위에 통증이 있을 때

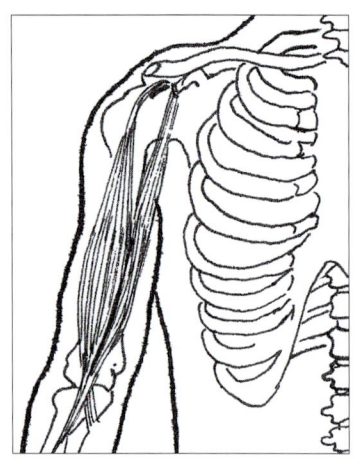

아령을 들 때나 알통에 힘을 줄 때, 이삿짐같이 무거운 짐을 많이 옮기고 난 후 팔의 앞부분에 통증이 있다면 상완이두근을 검사해 본다. 통증은 심부통이 아닌 쑤시는 것처럼 느껴지며, 팔을 어깨 위로 들어올려 구부리거나 펼 때 어깨뿐 아니라 승모근의 윗부분까지 통증이 확산된다. 이 근육은 통증이 생기더라도 관절을 움직이는 데는 지장이 없다. 통증이 만성화되면 상완이두근건염으로 진행될 수 있다.

상완이두근은 팔 앞쪽 어깨부위에서 팔꿈치까지 이어진 근육으로 두 갈래로 되어 있다. 팔꿈치를 구부리고 손을 바깥쪽으로 돌리는 기능을 한다.

통증부위 검사방법

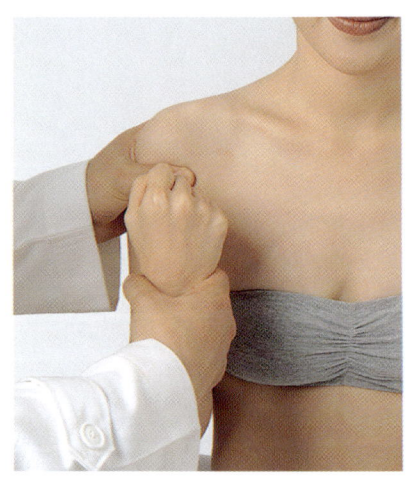

환자는 앉은 상태에서 팔을 구부리고, 검사자는 한 손으로 환자의 팔 위쪽을 잡아 고정시킨다. 다른 손으로 환자의 손목을 잡고 팔을 펴는 방향으로 힘을 주고, 환자는 구부리는 쪽으로 힘을 준다. 이때 통증을 느끼면 상완이두근에 테이프를 붙인다. 앉은 자세를 취하는 것이 불가능하다면 천장을 보고 누운 자세로 해도 된다.

테이프의 형태

폭 5cm 길이 20cm Y자형 테이프

붙이는 방법

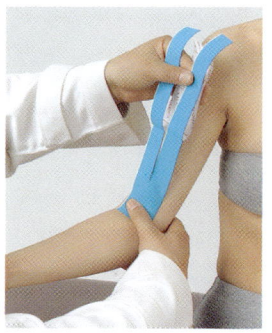

손바닥을 위로 해서 팔꿈치를 45도 구부린다.
Y자의 아랫부분을 팔꿈치 앞쪽에 고정시킨다.

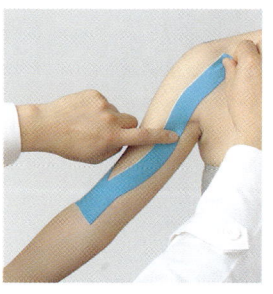

구부린 팔을 펴게 하고 근육의 양쪽 선을
따라 테이프를 붙인다.

완성형태

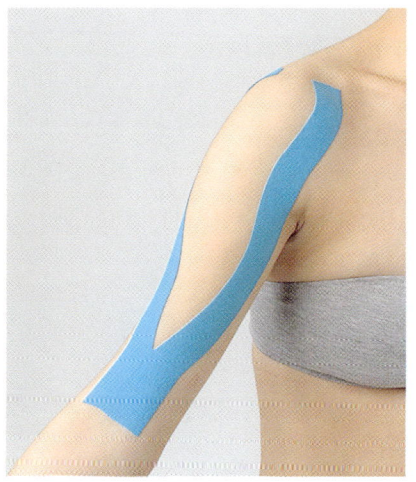

이사를 하게 되면 무거운 물건을 들어올릴 일이 많이 생긴다. 남편이 바빠서 도와주지 못하는 경우 짐을 싸는 것은 거의 여자들 차지가 되어 버린다. 근육이 약한 여자들은 낑낑대며 이사를 끝마친 후 아프다며 큰소리를 치기 일쑤다. 그러나 다행히도 상완이두근은 한 번의 테이핑만으로도 치료가 된다. 저자도 마찬가지로 바쁜 편이라 이사를 도와주기보다는 아내에게 테이프를 붙여 주는 편이다.

2. 팔을 뻗으면 팔꿈치가 아플 때

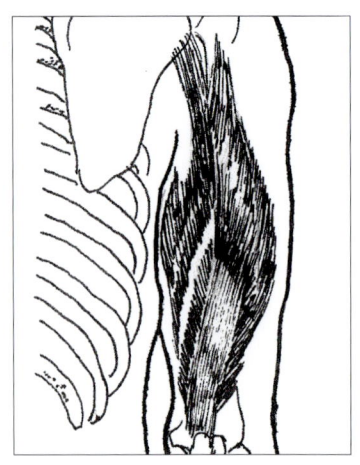

골프나 테니스를 치기 위해 팔을 힘차게 뻗을 때 팔꿈치에 통증을 느끼면 상완삼두근을 검사해 본다. 통증이 생기면 위치가 분명하지 않은 막연한 통증이 어깨와 팔의 뒤쪽에 나타난다. 어떤 경우에는 약지와 새끼손가락에서도 느낄 수 있다. 어깨와 동시에 통증이 오는 경우는 어깨의 근육을 무리하게 사용했기 때문이다.

상완삼두근은 팔 뒤쪽 어깨에서 팔꿈치까지 이어진 근육으로 세 갈래로 되어 있다. 팔꿈치를 펴는 기능을 하며 스포츠 활동에 매우 중요하다.

통증부위 검사방법

환자는 앉은 자세에서 팔꿈치를 45도 구부린다. 검사자는 한 손으로 팔꿈치를 잡아 고정시키고, 다른 손은 손목에 댄다. 검사자는 팔을 구부리는 방향으로 힘을 주고 환자는 펴는 쪽으로 힘을 준다. 앉는 자세가 힘들면 천장을 보고 누운 자세에서 해도 된다.

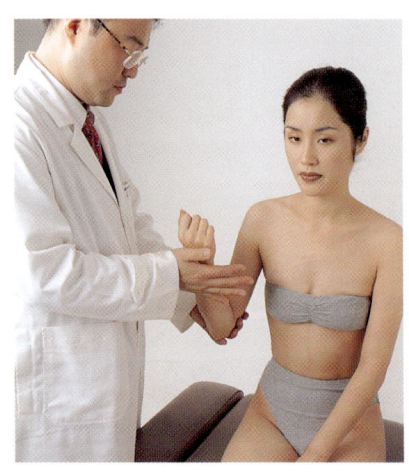

테이프의 형태

폭 5cm 길이 20cm Y자형 테이프

붙이는 방법

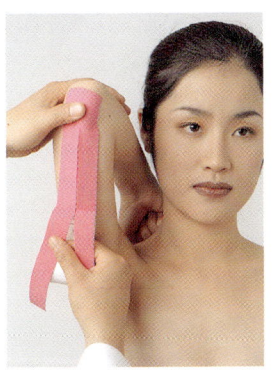

팔꿈치를 굽히고 팔을 최대한 들어올린다.
Y자의 아랫부분을 팔꿈치에 고정시킨다.

상완삼두근의 모양을 잘 살펴보고 안쪽과
바깥쪽의 근육선을 따라 조심스럽게
양쪽에 붙인다.
겨드랑이에서 테이프의 양끝이
겹쳐지도록 붙인다.

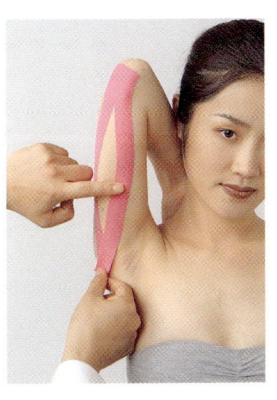

완성형태

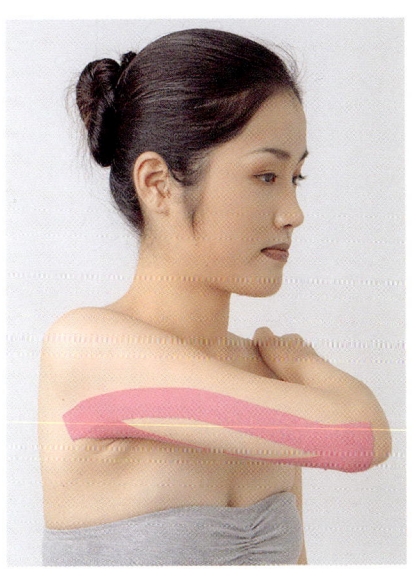

팔을 편 상태에서, 힘을 주면
상완삼두근이 수축되어 눈으로
확인할 수 있다.
초보자의 경우 근육의 결을
펜으로 표시하면 테이프를
붙이기가 쉽다.
상완삼두근 테이핑은 삼각근
테이핑과 병행하면 효과적이다.

3. 팔꿈치 바깥쪽이 아플 때

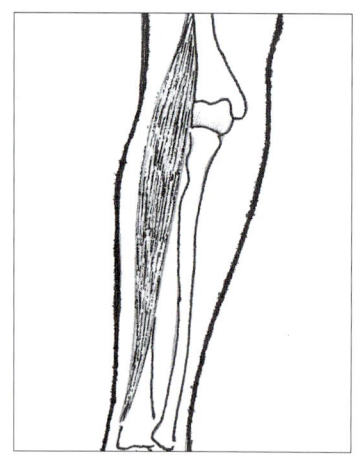

망치로 못을 박을 때, 빨래를 짤 때와 같이 물건을 강하게 잡거나 팔을 비트는 행위를 했을 때 통증을 느끼면 상완요골근을 검사해 본다. 통증은 팔꿈치 바깥쪽에 튀어나온 뼈와 엄지와 검지손가락이 연결되는 손등부위에서 나타나며, 볼링을 자주 즐기는 사람이나 무거운 물건을 나르는 직업을 가진 사람에게서 흔히 발생한다.

상완요골근은 팔꿈치부터 손목부위까지 이어진 근육으로, 손의 중립위치(손가락이 바닥을 향해 있을 때)에서 물건을 들어올리기 위해 팔꿈치를 구부리는 기능을 한다.

통증부위 검사방법

환자는 팔을 구부려 약간 벌린 뒤 주먹을 쥔다. 이때 엄지손가락이 천장을 향하게 한다. 검사자는 아래방향으로 힘을 주고 환자는 위쪽으로 힘을 준다. 이때 환자가 통증을 느끼면 상완요골근에 테이프를 붙인다.

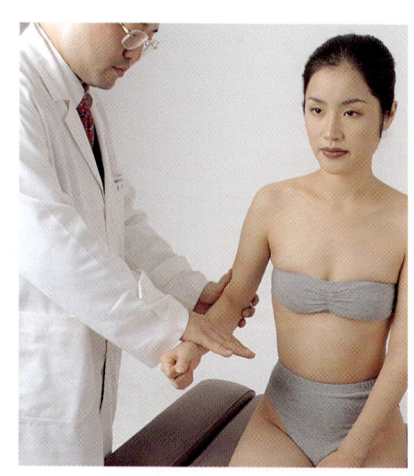

테이프의 형태

폭 2.5cm 길이 20cm I자형 테이프

붙이는 방법

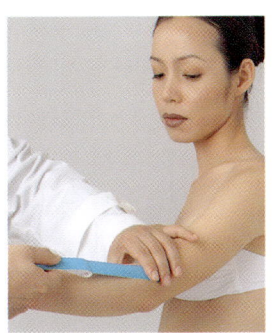

팔을 들어올린 후 약간 구부린다.
팔꿈치 관절 바깥부분에 테이프 한쪽 끝을
고정시킨다.

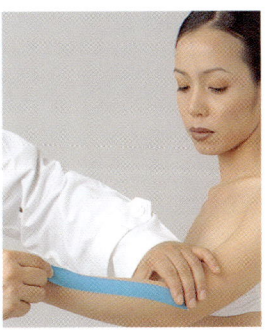

근육의 선을 따라 손목 쪽으로 테이프를
붙여간다.
테이프를 붙이는 동안 환자는 최대한 손목을
아래로 구부리는 자세를 유지해야 한다.

완성형태

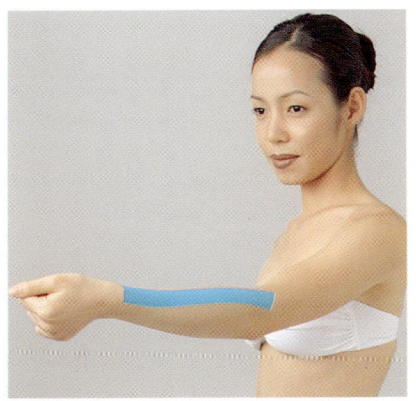

가정주부 중에는 상완요골근에 통증이 있는 경우가 많다. 남편이 바쁘다는 이유로 집안일을 도와주는 경우가 많지 않기 때문에 아내들이 망치질, 빨래를 짜는 일, 무거운 물건을 들어올리는 일을 직접 한다. 이러한 일들은 상완요골근에 통증을 유발시킨다.

저자의 아내도 상완요골근에 통증이 있어서 테이프를 자주 붙여 주었는데, 아내에게는 볼링을 많이 쳤기 때문에 통증이 생긴 것이라고 핑계를 댄다.

4. 테니스 엘보

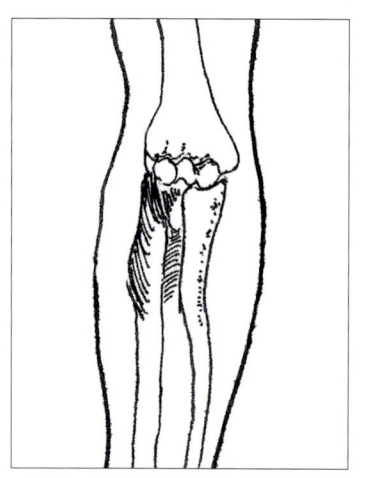

테니스 엘보란 팔꿈치 관절의 외측상과(팔꿈치 바깥쪽에 튀어나온 뼈) 염증으로 테니스 선수에게서 흔히 볼 수 있는 장애이다. 통증은 팔꿈치를 비틀거나 불편한 자세에서 강한 충격을 받을 때 주로 발생하며, 특히 백핸드로 볼의 중심을 치지 못해 팔이 저리는 상태가 될 때 팔꿈치에 강한 부담이 된다. 외측상과염이 테니스를 친 후에 생기는 경우는 10% 이하이다. 테니스 엘보의 진단방법에는 코젠검사와 밀검사가 있다.

회외근은 팔꿈치의 바깥쪽에 위치하며, 팔을 바깥쪽으로 회전시키는 기능을 한다.

통증부위 검사방법
코젠검사

환자는 팔을 옆쪽으로 들고 구부린다. 검사자는 한 손으로 환자의 팔꿈치를 잡아 고정시키고 다른 손은 주먹을 쥔 환자의 손 위에 댄다. 환자는 주먹을 쥔 상태에서 손목을 위로 꺾고 검사자는 이에 저항하여 손목을 아래로 굽히도록 힘을 준다. 이때 환자가 외측상과에 통증을 느끼면 테니스 엘보의 증상이 있는 것이다.

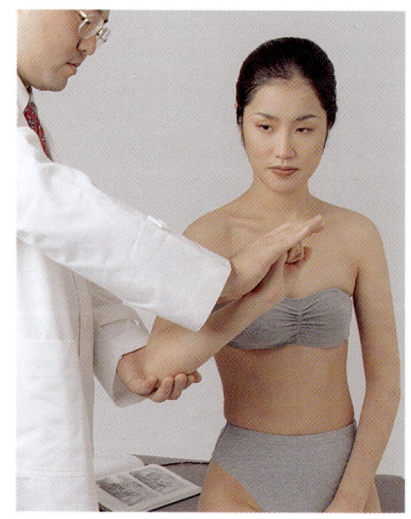

밀검사

코젠검사와 같은 자세에서 환자는 팔을 중립위치(엄지손가락이 천장을 향한 위치)에 두고 손목을 위로 꺾는다. 검사자는 이에 대항하여 손목이 아래로 꺾이도록 힘을 가한다. 이때 환자가 외측상과에 통증을 느끼면 테니스 엘보의 증상이 있는 것이다.

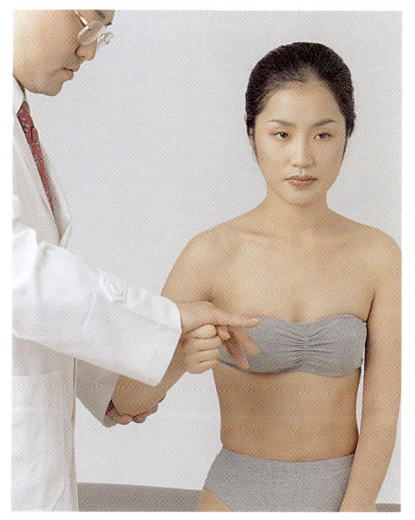

① 회외근 테이핑

폭 5cm 길이 25cm I자형 테이프

붙이는 방법

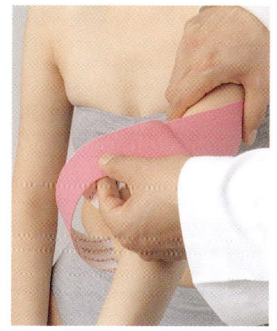

팔을 최대한 안쪽으로 회전시킨다.
팔꿈치 위쪽 바깥에 테이프를 고정시킨다.

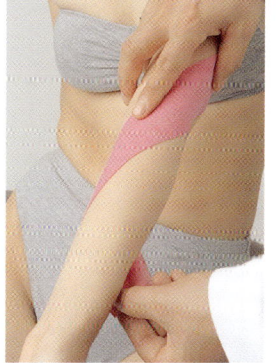

환자가 서서히 팔을 바깥쪽으로 회전시킬 때 테이프를 붙여간다.

완성형태

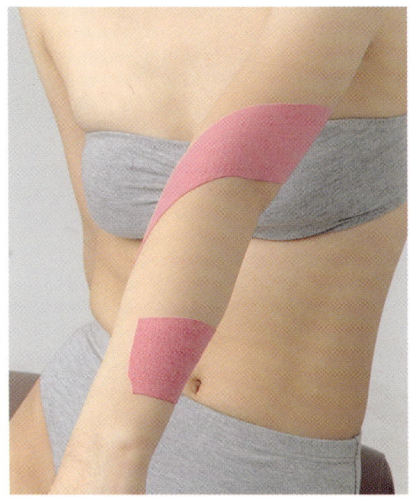

테이프를 붙이는 도중 환자는 타이밍을 잘 맞추어 팔을 바깥쪽으로 회전시켜야 한다.

외측상과에만 통증이 있을 때는 간단하게 아픈 부위를 중심으로 X자형 테이프를 붙이기도 한다.

② 보강 테이핑

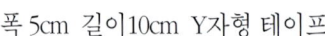

폭 5cm 길이 10cm Y자형 테이프

붙이는 방법

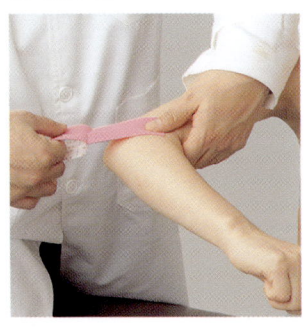

팔을 들어올린 후 손등은 천장을 향하게 한다.
Y자의 아랫부분을 외측상과에 고정시킨다.

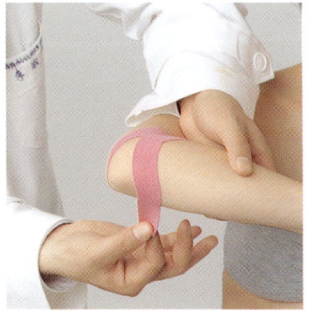

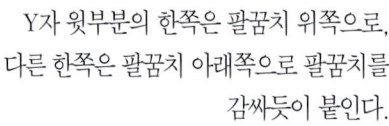

Y자 윗부분의 한쪽은 팔꿈치 위쪽으로, 다른 한쪽은 팔꿈치 아래쪽으로 팔꿈치를 감싸듯이 붙인다.

완성형태

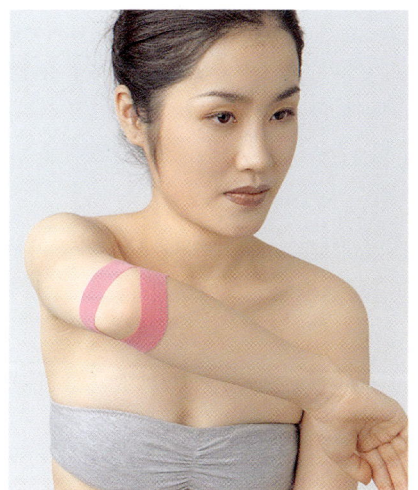

Y자의 윗부분은 Y자의 아랫부분과 겹쳐지게 붙인다.

팔에 이상이 있어 찾아오는 외래환자 중 테니스 엘보 환자가 가장 많을 것이다. 환자에게 테니스 엘보라는 진단을 내리면 대부분의 환자들은 테니스를 친 적이 없다고 얘기한다. 그러면 서로 서먹해지기 때문에 테니스 엘보라는 말 대신 외측상과염이라고 설명을 한다.

테니스 엘보인 경우 테이프를 2~3번만 붙여도 증상이 호전되지만 테이핑을 중단하면 재발하는 경우가 많다. 따라서 외측상과를 눌러서 압통점이 없어질 때까지 테이프를 붙인다. 보통 1주일이면 통증이 사라지지만 테이핑은 3주 이상 하는 것이 좋다.

5. 골프 엘보

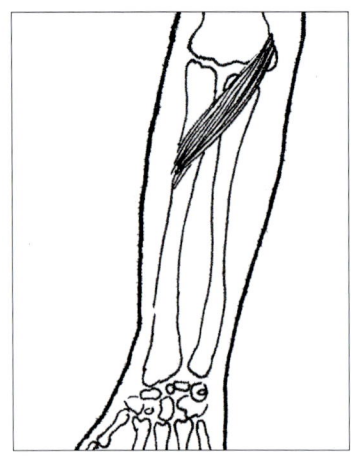

골프 엘보란 양쪽 팔꿈치 관절의 내측상과(팔꿈치 안쪽에 튀어나온 뼈)염증을 말하는 것으로 골프선수에게서 흔히 볼 수 있는 장애이다. 골프연습시 공을 치지 못하고 땅바닥을 쳤을 때 강한 충격이 팔목과 팔꿈치로 연결되어 염증을 일으킨다. 원회내근의 통증은 감전된 것같이 폭발적인 양상으로 손가락 끝까지 퍼져 나간다.

원회내근은 팔꿈치 앞쪽에 있는 근육으로, 팔을 안쪽으로 회전시키는 기능을 한다.

통증부위 검사방법

환자는 팔을 90도 구부린 상태에서 손바닥이 천장을 향하게 한다. 검사자는 한 손으로 환자의 팔꿈치를 잡아 고정시키고 다른 손으로는 환자의 손목을 잡고 팔을 굽히는 쪽으로 힘을 준다. 환자는 이에 저항하는 쪽으로 힘을 주며 이때 내측상과에 통증을 느끼면 골프 엘보의 증상이 있는 것이다.

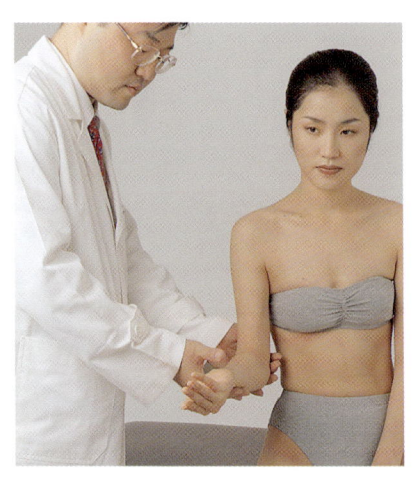

① 원회내근 테이핑

폭5cm 길이 25cm I자형 테이프

붙이는 방법

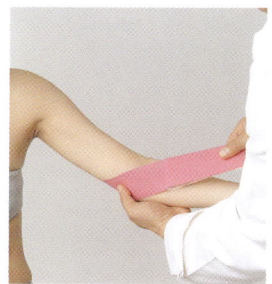

팔을 어느정도 들어올린다.
테이프의 한쪽 끝을 팔꿈치 안쪽에 고정시킨다.

환자가 서서히 팔을 안으로 회전시킬 때 팔뚝에 테이프를 붙인다.

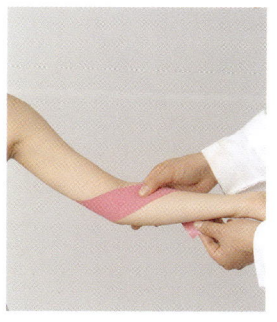

완성형태

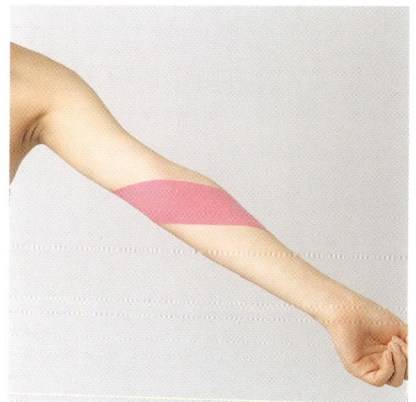

내측상과에민 통증이 있을 때는 간단하게 아픈 부위를 중심으로 X자형 테이프를 붙이기도 한다.

② 보강 테이핑

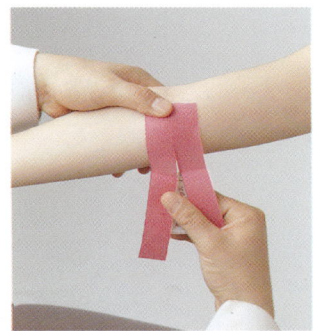

폭 5cm 길이 10cm Y자형 테이프

붙이는 방법

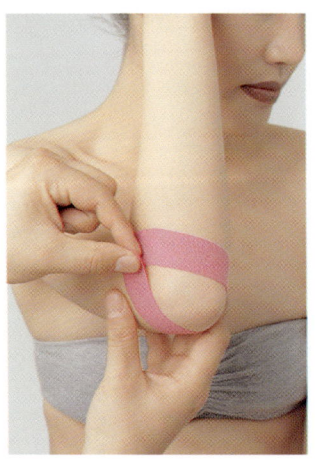

팔을 들어올리게 하여 내측이 보이도록 한 다음 주관절 내측에 테이프를 고정시킨다.

Y자의 한쪽은 팔꿈치의 윗부분을, 또 다른 한쪽은 아랫부분을 향해 붙여간다.

완성형태

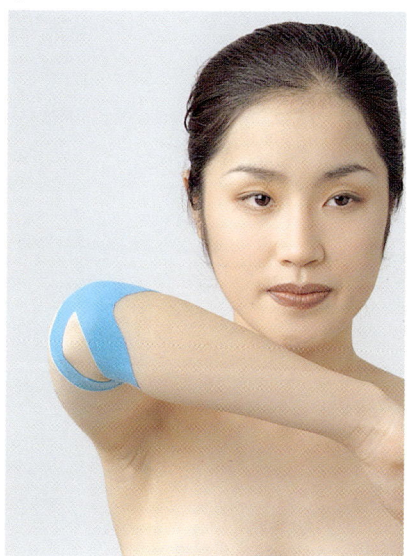
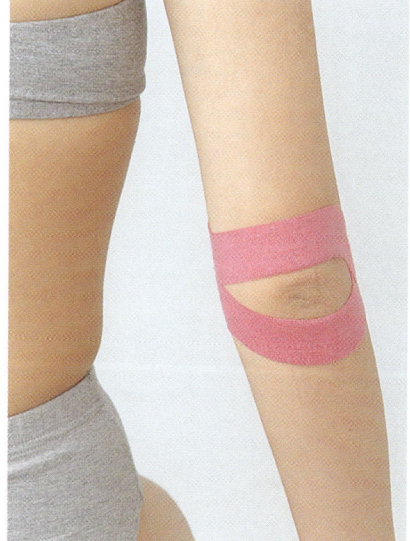

박세리가 유명해진 후 골프 연습장이 많이 생기고 덩달아 골프 엘보 환자도 늘어난 편이다. 이 테이핑을 하고 골프를 칠 경우 경기력도 향상되고 심리적 효과도 있어 예방용으로도 많이 사용한다.

6. 손이 저리고 손목 윗부분이 아플 때

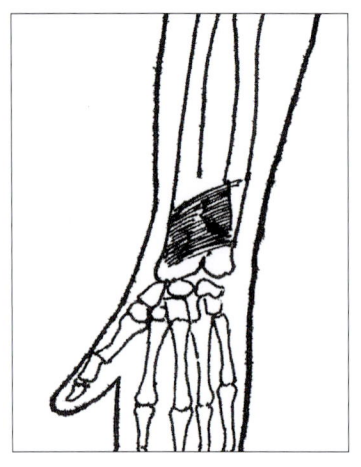

손이 자주 저리고 손목 윗부분이 아플 때는 방형회내근을 검사해 본다. 손발이 잘 붓는 주부들 사이에 흔한 증상으로, 손목이 부어 손목 안의 정중신경이 눌렸을 때 저리는 현상이 나타난다.

방형회내근은 손목부위에 있는 사각형모양의 근육으로, 원회내근과 같이 팔을 안쪽으로 회전시키는 기능을 한다.

통증부위 검사방법

환자는 천장을 보고 누운 자세에서 팔꿈치를 구부린다. 검사자는 환자의 손목을 잡고 시계 반대방향으로 힘을 주고 환자는 이에 대항하여 시계 방향으로 힘을 주게 한다. 이때 손목근처에 통증이 있으면 방형회내근에 테이프를 붙인다.

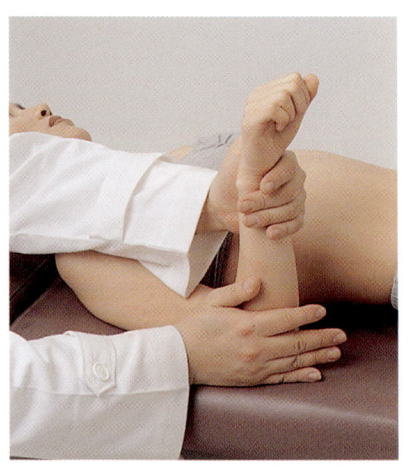

테이프의 형태

폭 2.5cm 길이 30cm I자형 테이프

붙이는 방법

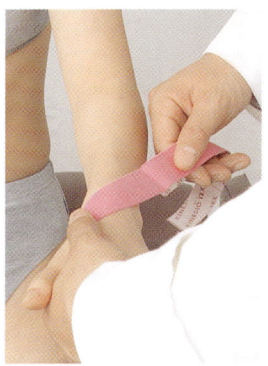

팔을 바깥쪽으로 회전시킨다. 테이프의 한쪽 끝을 손목에 고정시킨다.

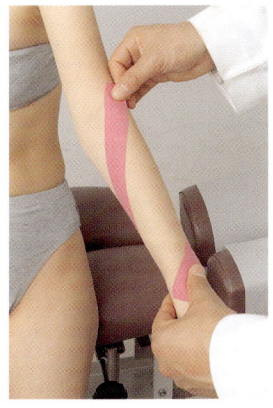

팔을 안쪽으로 회전시키게 하고 테이프를 팔꿈치 쪽으로 붙여 나간다. 팔꿈치 쪽으로 많이 안 올라가도 된다.

완성형태

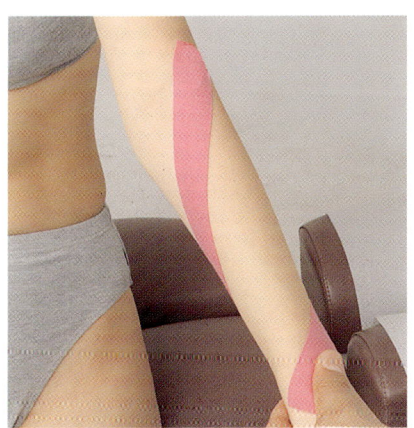

40대 이상 아주머니 중에는 양손이 저리고 혈액순환이 안 되는 것 같다고 호소하는 경우가 많은데, 물리치료를 받거나 약을 먹어도 잠시 좋아질 뿐 자수 재발한다. 이와 같이 방형회내근에 의해 전준신경이 눌려 손이 저리는 경우에는 테이핑의 효과가 아주 뛰어나다. 손목 부위의 신경이 눌리는 곳에 테이프를 붙임으로써 근육과 신경 간의 공간이 1mm만 늘어나도 손가락이 저리는 증상이 감소된다.

4 요통

1. 움직일 때마다 허리부분이 뻐근할 때

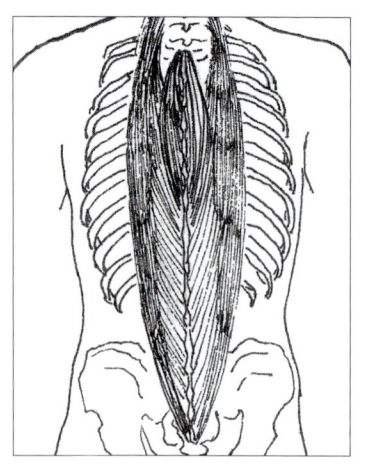

앉았다 일어날 때, 물건을 집으려고 허리를 굽혔다 펼 때, 오랜 시간 걷거나 서 있을 때 허리에 통증이 나타나면 척주기립근을 검사해 본다. 척주기립근이 긴장되면 등과 목도 불편하고 상체를 구부리기가 힘들어 활동하는 데에도 지장을 받는다. 오래 서서 일을 하는 사람에게서 많이 나타나는 근육성 요통으로 가볍게 생각하고 방치하면 나중에는 더 큰 문제를 일으킬 수 있으므로 발견되는 대로 빨리 치료해야 한다.

척주기립근은 척추 옆에 붙어 있는 근육으로, 허리와 목, 척추를 똑바로 잡아주는 기능을 한다.

통증부위 검사방법

환자는 엎드려 누운 상태에서 상체를 들어올린다. 검사자는 한 손으로 환자의 허리부분을 눌러서 고정시키고 다른 손으로 환자의 상체를 밑으로 눌러 환자의 운동에 저항한다. 환자가 등에 통증을 느끼거나 허리가 아프다고 하면 척주기립근에 테이프를 붙인다.

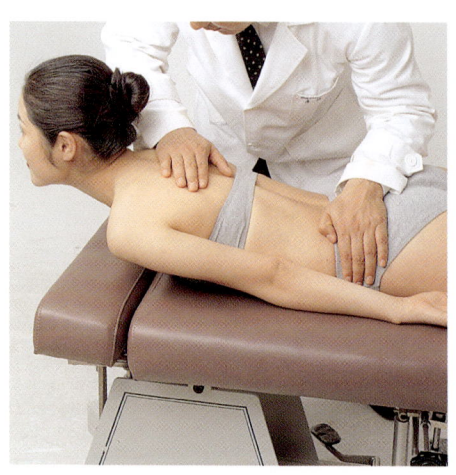

테이프의 형태

폭 5cm   길이 35cm   Y자형 테이프

붙이는 방법

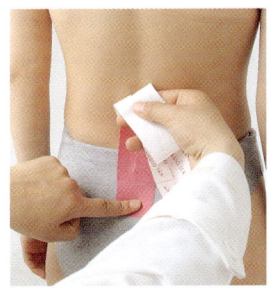

Y자의 아랫부분을
꼬리뼈의 약간 위에 고정시킨다.
(실제로는 속옷을 내리고 테이프를 붙인다.)

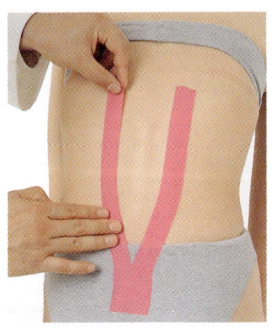

환자를 서서히 앞으로 구부리게 하면서 Y자 윗부분의 한쪽 끝을 척추뼈에서 2~3cm 떨어진 곳(근육이 불룩하게 솟아난 부분)에 붙이고 다른 한쪽도 같은 방법으로 붙인다.

완성형태

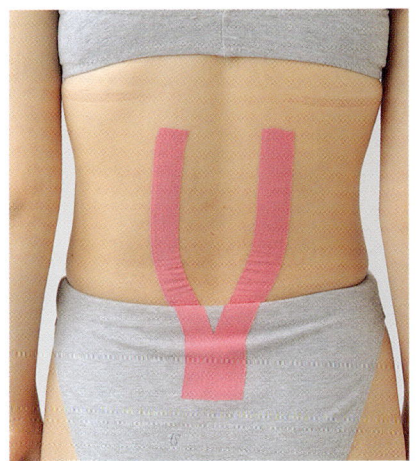

> 증상이 심한 경우 척수의 양 옆에 같은 모양으로 2개를 붙이거나 Y지의 아랫부분을 가로지르는 교적테이핑을 추가로 하기도 한다. 허리수술 후의 환자는 양 옆으로 2개를 붙이는 테이핑을 하는데 수술 후 근경축으로 인한 통증해소에 큰 도움이 된다.

2. 허리가 아프면서 어깨의 움직임이 자유롭지 못할 때

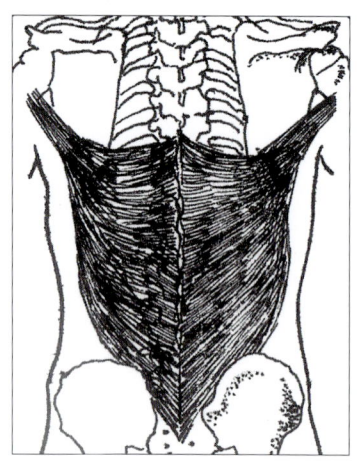

높은 곳에 있는 물건을 잡기 위해서 팔을 뻗었을 때, 수영할 때 팔을 앞으로 뻗을 경우, 골프를 칠 때 상체를 강하게 하여 방향을 틀었을 때 허리가 쑤시면서 통증이 있는 경우 광배근을 검사해 본다. 통증은 때로 팔을 거쳐 약지와 새끼손가락까지 확산되기도 하며, 이 근육의 아랫부분에서 통증이 시작되면 어깨의 앞쪽과 옆구리에서도 통증이 느껴진다.

광배근은 허리부터 겨드랑이까지 이어진 근육으로, 도끼질이나 수영 등의 동작시 구부러진 팔을 강하게 펴는 데 관여한다.

통증부위 검사방법

환자는 팔을 펴고 선 상태에서 자신의 앞쪽을 향해 팔에 힘을 가한다. 검사자는 한 손으로 환자의 어깨를 잡고 다른 손은 환자의 손목 부위에 대고 환자의 힘에 저항한다. 이때 환자가 허리와 어깨부위에 통증을 느끼면 광배근에 테이프를 붙인다.

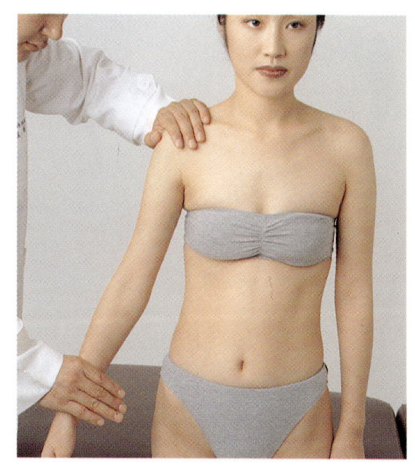

테이프의 형태

폭 2.5cm 길이 40cm I자형 테이프 2개

붙이는 방법

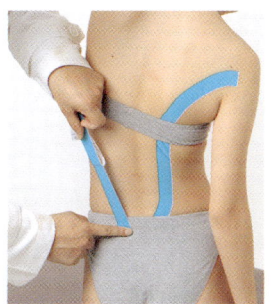

테이프의 한쪽 끝을 허리의 아랫부분에 고정시킨다.
팔을 앞으로 뻗고 테이프를 붙이는 반대쪽으로 몸통을 구부려 근육을 최대한 늘인다.

근육을 최대한 늘인 상태에서 사진과 같이 팔까지 붙여 올라간다.

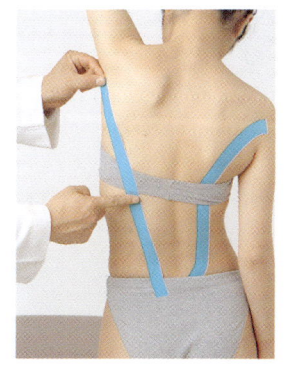

완성형태

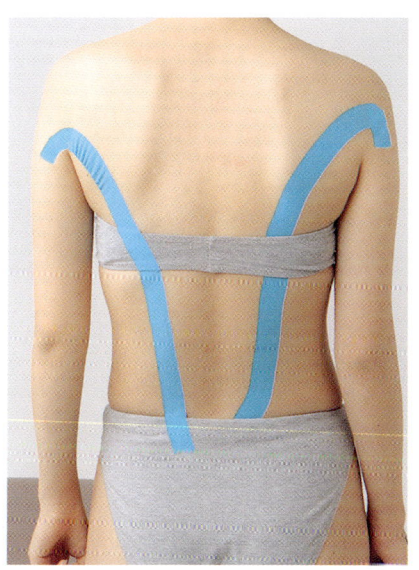

광배근 테이핑은 아픈 부위 쪽만 붙인다.
광배근과 같이 대흉근 테이핑은 어깨통증 환자의 보조 테이핑으로 많이 쓰여, 증상이 심한 오십견 환자의 경우 견갑하근, 삼각근, 극상근, 승모근, 대흉근 외에 대원근 테이핑이나 광배근 테이핑을 추가하기도 한다.

3. 허리의 통증이 허벅지 앞부분까지 이어질 때

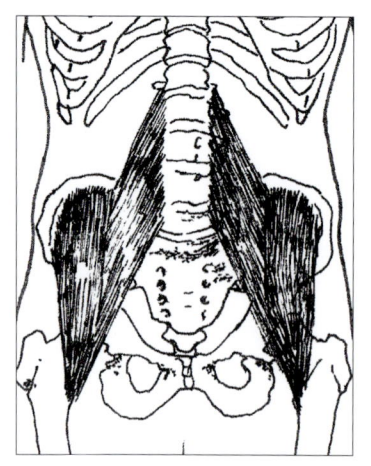

아침에 일어나서 허리가 아프거나 무릎과 대퇴부가 부으면 장요근을 검사해 본다. 허리를 펴고 일어서는 자세를 취하거나 의자에 깊숙이 앉은 자세에서 일어날 때 요통이 심하다. 척추부위를 중심으로 아래위로 통증이 분포하며 서혜부(사타구니)와 허벅지 앞쪽까지 이어진다. 장요근 단독으로 통증이 생기는 경우는 드물고 고관절에 속한 근육의 통증과 동반하여 나타난다.

장요근은 뱃속 깊숙이 위치하며 대요근과 장골근으로 되어 있다. 허리를 구부리고 펼 때에 작용하며 허리뼈를 보호하고 지지한다.

통증부위 검사방법

환자는 천장을 보고 누워 다리를 들어올린다. 검사자는 한 손으로 검사하려는 다리의 반대편 골반뼈를 눌러 고정시키고 다른 손으로는 검사하려는 다리의 발목을 잡고 안쪽과 아래쪽으로 힘을 가하고 환자는 이에 저항하여 바깥쪽, 위쪽으로 힘을 준다. 이때 환자가 허벅지에 통증을 느끼거나 저항하는 힘이 약하다면 장요근에 테이프를 붙인다.

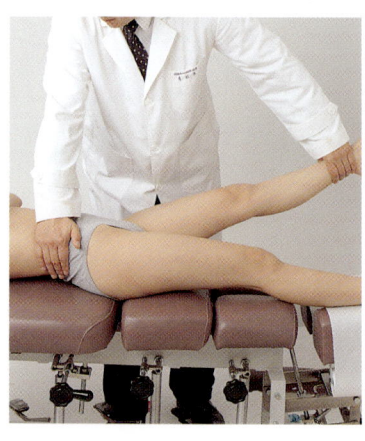

테이프의 형태

폭 5cm   길이 25cm   I자형 테이프

붙이는 방법

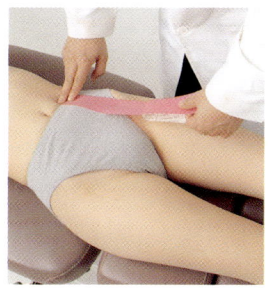

천장을 보고 누운 자세에서 테이프의 한쪽 끝을 배꼽 옆에 고정시킨다.

다리는 테이블 밑으로 떨어뜨리게 하여 허벅지의 근육이 늘어난 상태에서 다른 한쪽 무릎방향으로 테이프를 붙인다.

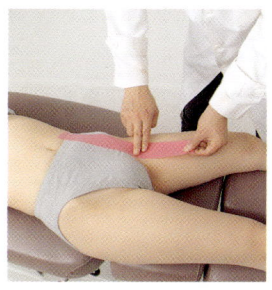

완성형태

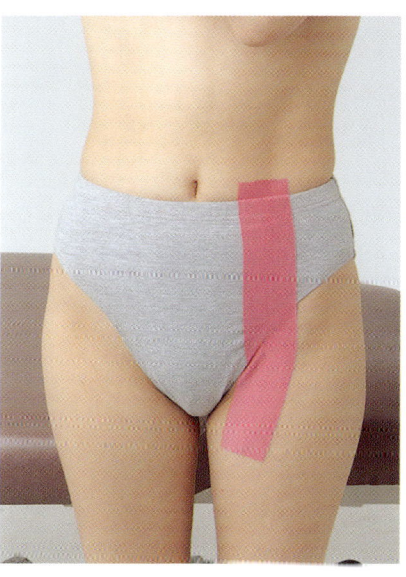

장요근은 복직근과 더불어 앞쪽부분에서 요추와 골반의 균형을 유지하는 중요한 근육이다.

4. 허리에 갑자기 뜨끔거리는 통증이 올 때

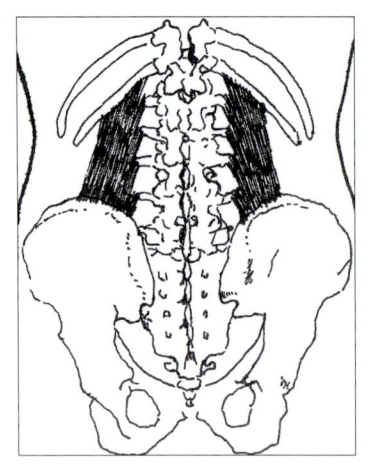

요통환자 중에서 가장 많은 통증을 호소하는 부위는 요방형근이다. 비스듬이 앉아 오랫동안 운전하고 난 후, 아침에 일어난 후 또는 오랫동안 선 자세로 일하다가 허리를 굽히는 순간 옆구리에 통증이 오면 이 근육을 검사해 본다. 통증은 놀랄 정도로 갑자기 허리가 뜨끔하면서 몹시 아프고 움직이기가 힘들다. 심할 경우 디스크가 이탈될 수도 있으며 정서적으로 불안정을 겪기도 한다.

요방형근은 갈비뼈 밑에서 허리 뒤쪽의 골반까지 이어져 있는 넓은 근육으로, 허리를 보호하고 안정시킨다. 한쪽 근육이 수축하게 되면 척추가 휘며 양쪽이 다 수축할 경우 상체가 뒤로 젖혀진다.

통증부위 검사방법

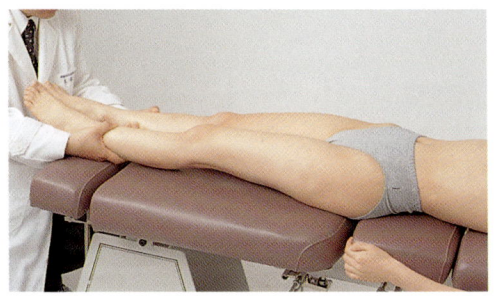

환자는 다리를 펴고 누운 상태에서 엉덩이를 위쪽으로 들어올리려고 힘을 준다. 검사자는 양손으로 환자의 발목을 잡고 아래로 잡아당긴다. 이때 허리에 통증이 있으면 요방형근에 테이프를 붙인다.

테이프의 형태

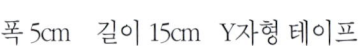

폭 5cm   길이 15cm   Y자형 테이프

붙이는 방법

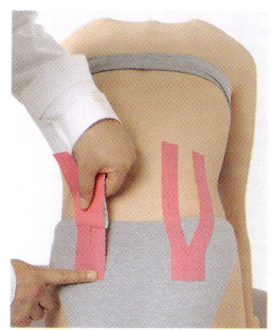

Y자의 아랫부분을 골반의 한쪽 끝부위에 고정시킨다.
근육을 늘이기 위해 허리를 숙이게 한 뒤 Y자의 윗부분 사이가 2~3cm 벌어지게 붙인다.

나머지 한 쪽도 같은 방법으로 붙인다.

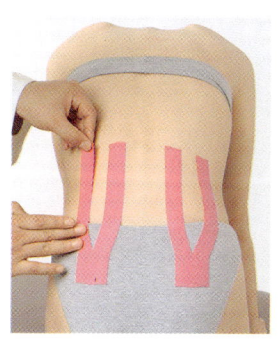

완성형태

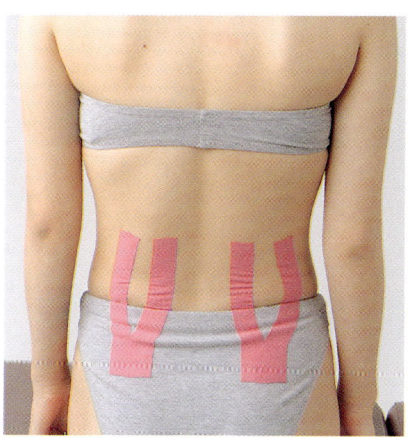

척주기립근의 테이프를 붙이고 난 후 요방형근의 테이프를 붙이면 더욱 효과적이다.

> 태권도나 유도와 같은 격한 운동을 하다가 허리가 삐끗했다고 오는 환자들의 경우 많은 수가 요방형근에 이상이 있다. 심하지 않은 경우 한 두번의 테이핑으로 치료되지만, 심한 경우는 물리치료와 도수치료를 한 후에 보조요법으로 테이핑을 해야 효과가 좋다. 요방형근에 이상이 있다는 진단만 확실하다면 치료되는 것은 시간문제이므로 환자를 안심시켜도 좋을 듯하다.

5. 보행시 허리의 통증이 엉덩이로 이어질 때

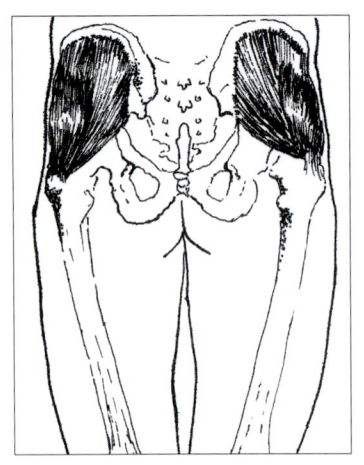

허리 전체가 뼈근하게 아픈 것이 엉덩이 뒤쪽과 옆으로 이어지고 특히 보행시에 심해진다면 중둔근과 소둔근을 검사해 본다. 임신 말기에 나타나는 요통의 가장 흔한 원인으로 의자에 깊숙이 앉아 있을 수가 없으며 걸을 때 심한 통증을 느낀다. 이 근육에 마비가 오면 걸을 때 심한 지장을 느낀다. 허리를 의자에 대지 않고 앉는 사람, 항상 서서 일하는 직업을 가진 사람에게서 많이 발생한다.

중둔근은 엉덩이의 옆을 대부분 차지하는 근육으로 걸을 때 움직이는 다리 쪽으로 골반이 기울어지는 것을 막는다.

통증부위 검사방법

환자는 옆으로 누운 자세에서 다리를 들어올린다. 검사자는 한 손으로 환자의 골반을 누르고 다른 손으로는 환자의 무릎에 대고 아래쪽으로 힘을 가하고, 환자는 이에 저항하여 위쪽으로 들어올려지도록 힘을 준다. 이때 환자가 통증을 느끼거나 힘이 약하면 중둔근에 테이프를 붙인다.

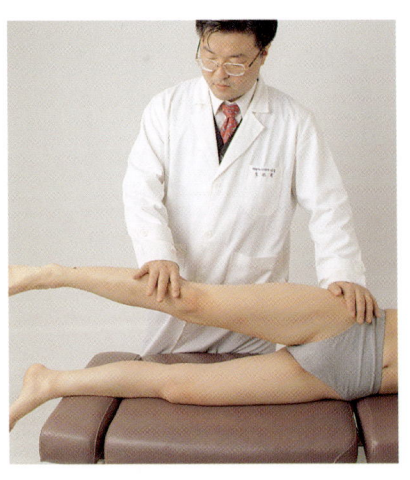

테이프의 형태

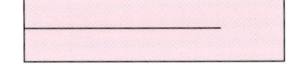

폭 5cm   길이 20cm   Y자형 테이프

붙이는 방법

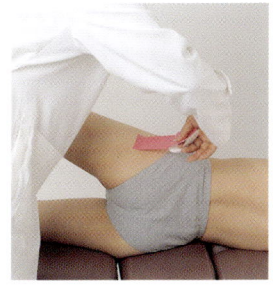

옆으로 누운 자세에서 다리를 들어올린다.
허벅지 바깥쪽에 Y자의 아랫부분을
고정시킨다.

근육이 최대한 늘어나도록 다리를
구부려 앞으로 내민다.
한쪽 끝은 엉덩이 위로 타원형을
그리며 붙인다.

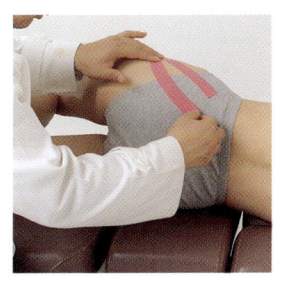

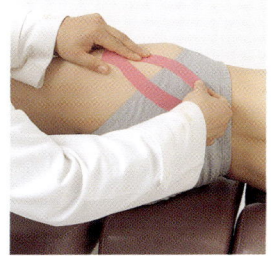

테이프의 다른 한쪽 끝은 구부린 다리를
뒤로 보낸 상태에서 엉덩이 위를 따라
붙인다.

완성형태

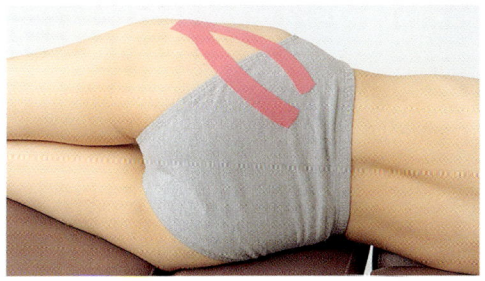

중둔근은 보행시 골반의 균형을 잡아주는 중요한 역할을 한다. 보행은 우리가 가장 많이 반복하는 행동인 만큼 중둔근에 이상이 있으면 빨리 치료하는 것이 다른 질환을 예방하는 길이다. 중둔근은 비교적 근육이 넓어 테이핑 치료의 효과가 좋은 편이다.

기타 허리와 엉덩이 부위의 통증

1. 복부중앙에 통증이 있을 때

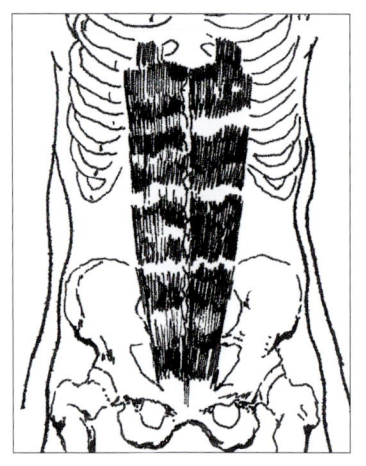

점프를 많이 하는 운동을 한 뒤, 혹은 윗몸일으키기를 오래 한 뒤 복부에 통증이 오면 복직근을 검사해 본다. 배꼽부위에 통증이 있으면 경련통이 있으며 등쪽으로도 연관통이 이어지기도 한다.

복직근은 치골에서부터 가슴부위까지 직선으로 이어지는 근육으로 장기를 보호하고, 척추의 운동을 주도한다.

통증부위 검사방법

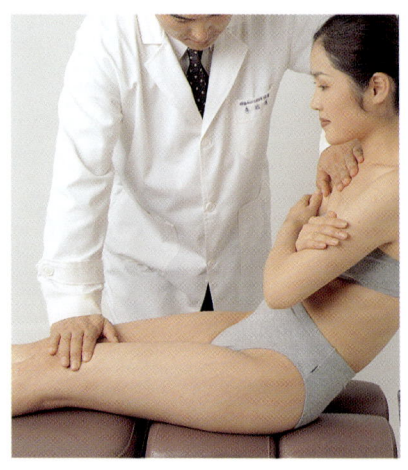

환자는 70도 정도 허리를 구부리고 앉아 팔짱을 끼고 똑바로 앉는 방향으로 힘을 준다. 검사자는 한 손으로 환자의 다리부분을 고정시키고 다른 손으로 환자 가슴을 밀어서 환자의 힘에 저항한다. 이때 환자가 배에 통증을 느끼면 복직근에 테이프를 붙인다.

테이프의 형태

폭 5cm 길이 15cm I자형 테이프

붙이는 방법

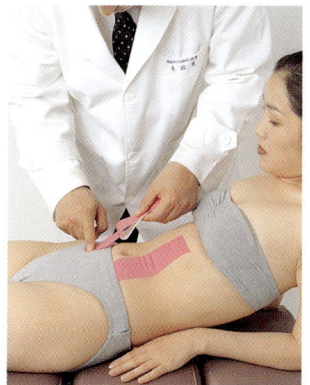

누운 상태에서 상체를 45도 들어올리고 무릎을 세운다.
테이프의 끝을 아랫배 끝에 고정시킨다.

복직근을 최대한 늘이기 위해 상체와 다리를 서서히 내린다. 내리는 동안 테이프를 붙여간다. 이때 복부를 최대한 앞으로 내민다.

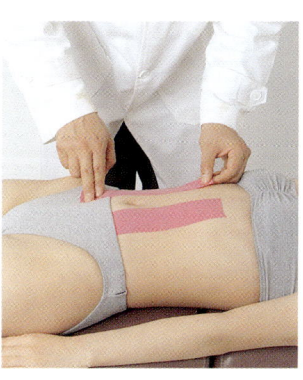

완성형태

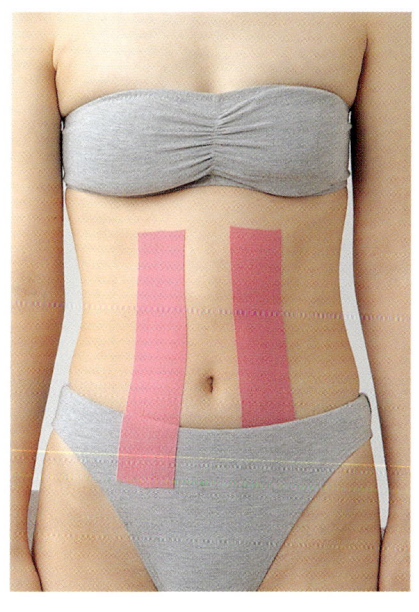

허리의 통증이 심하지 않으면 등에 베개를 넣고 배를 내민 상태에서 테이프를 붙이고 통증부위가 넓으면 양쪽에 외복사근 테이프를 추가로 붙인다. 척주기립근에 근경축이 있을 때 복직근의 약화가 동반되는 경우가 많아 만성요통이나 등의 통증에는 척주기립근과 복직근의 테이핑을 병행한다.

2. 갈비뼈 아랫부위와 서혜부에 통증이 올 때

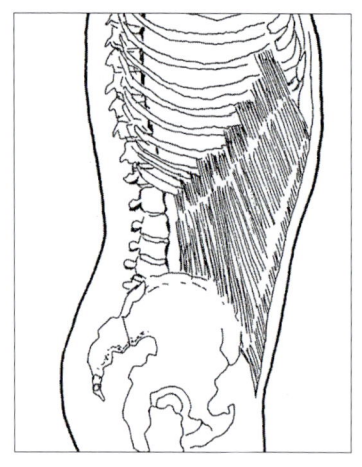

갈비뼈 아랫부분이나 서혜부(사타구니)에 통증을 느낀다면 외복사근을 검사해 본다. 이 근육의 윗부분에 통증유발점이 생기면 갈비뼈 아랫부분에 통증이 오며, 외복사근 아랫부분에 통증유발점이 생기면 통증은 서혜부를 따라 음낭 쪽으로 확산된다.

외복사근은 옆구리에 위치하며 갈비뼈 옆에서 골반까지 이어진 근육으로 척추의 회전을 보조하는 역할을 한다.

통증부위 검사방법

환자는 70도 정도로 허리를 구부리고 앉아 팔짱을 낀 후 상체를 옆으로 회전시킨다. 검사자는 한 손으로 환자의 다리를 고정시키고 다른 손으로는 환자의 어깨를 잡고 회전이 안 되도록 힘을 가한다. 이때 환자가 옆구리의 앞쪽에 통증을 느끼면 외복사근 테이프를 붙인다.

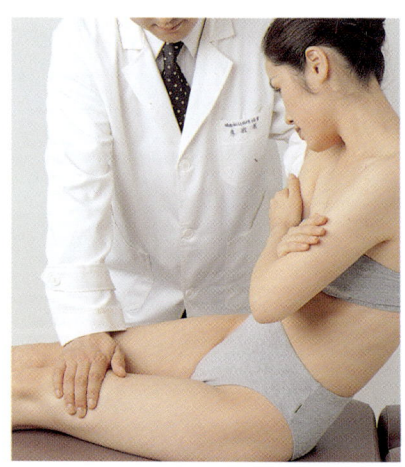

테이프의 형태

폭 5cm   길이 30cm   I자형 테이프

붙이는 방법

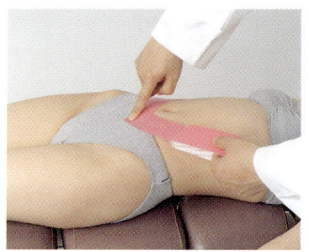

천장을 보고 눕는다.
테이프의 한쪽 끝을 배꼽 하단부(단전)에 고정시킨다.

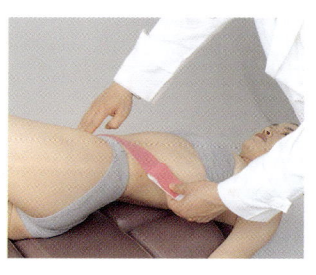

테이프를 붙이는 쪽의 다리를 구부려 앞으로 보내고 같은 쪽의 어깨는 바닥에서 떨어지지 않게 하여 몸을 비튼다.
근육의 선을 따라 테이프를 붙인다.

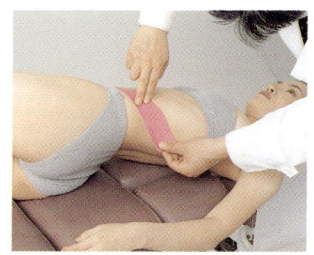

근육이 끝나는 옆구리 뒤쪽까지 테이프를 붙여나간다.
서서 붙일 때는 몸통을 회전시킨 상태에서 붙이고, 테이프는 항상 양쪽을 같이 붙인다.

완성형태

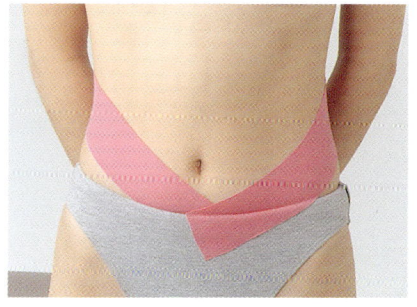

운동 후에 옆구리가 결릴 때 많이 사용하는데, 요통환자에게도 좋은 효과가 있다. 오랫만에 운동을 할 경우 옆구리가 당겨서 잠자기도 불편하고 허리도 뻐근하며, 웃을 때도 배가 당길 경우 외복사근에 테이핑을 하면 통증이 많이 경감된다. 이 테이핑은 변비치료에도 효과적이다.

3. 허리를 옆으로 돌리면 반대편 옆구리에 통증이 올 때

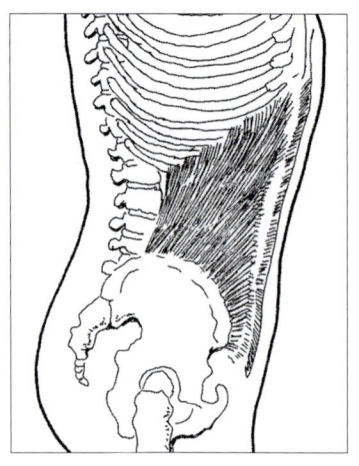

허리를 옆으로 돌릴 때 반대편 옆구리에 통증이 오는 경우는 내복사근을 검사해 본다.

내복사근은 외복사근과 같은 부위에 위치하나 근육의 방향이 반대로 놓여 있으며 척추의 회전을 보조한다.

통증부위 검사방법

환자는 70도 정도로 허리를 구부리고 앉아 팔짱을 낀 후 상체를 회전시킨다. 검사자는 한 손으로 환자의 다리를 고정시키고 다른 손으로는 환자의 어깨를 잡고 회전이 안 되도록 힘을 가한다. 환자가 오른쪽으로 회전시킬 때는 좌측의 내복사근과 우측의 외복사근이 함께 작용한다. 따라서 오른쪽으로 회전시켰을 때 왼쪽 옆구리가 아프다면 왼쪽 내복사근에 문제가 있는 것으로 그 근육에 테이프를 붙인다.(사진은 환자가 오른쪽으로 회전시킬 때의 자세)

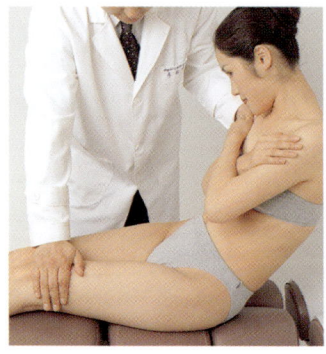

테이프의 형태

폭 5cm 길이 15cm I자형 테이프

붙이는 방법

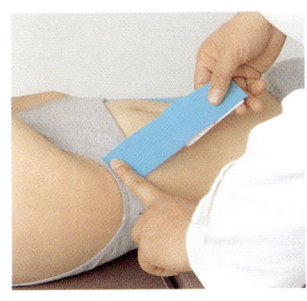

누운 상태에서 다리를 들게 하고 테이프의 한쪽 끝을 고관절 위에 고정시킨다.

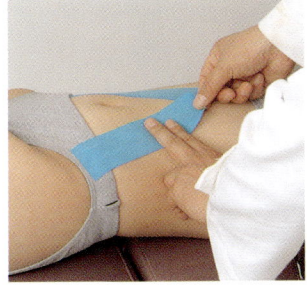

상체를 테이프를 고정시킨 반대쪽으로 틀면서 사선방향으로 명치부위까지 테이프를 붙인다.

완성형태

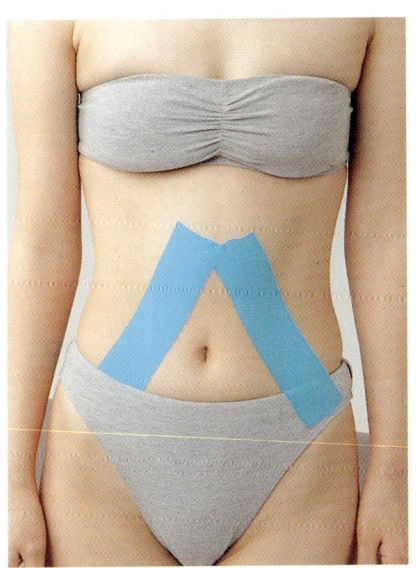

요방근형의 이상시에도 허리 뒷쪽에서 옆쪽 및 골반쪽으로 통증이 있을 수 있으므로 내복사근 테이핑에 요방형근 테이핑을 추가할 수 있다.

4. 높은 곳에 오르거나 수영을 하고 난 후 엉덩이가 아플 때

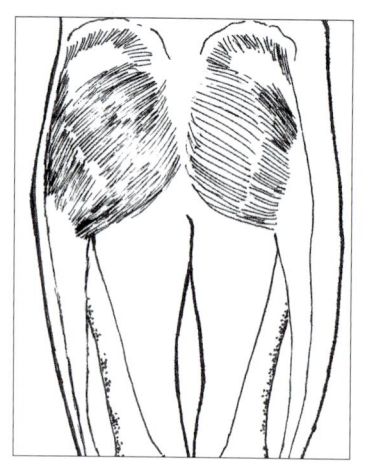

상체를 숙이고 언덕이나 계단을 오랫동안 오르고 난 후, 또는 앉은 자세에서 일어나거나 수영을 하고 난 후 엉덩이가 아프다면 대둔근을 검사해 본다. 관련통은 둔부에 부분적으로 나타나며 꼬리뼈 부근에 통증이 생기면 미골통(꼬리뼈통증)으로 이어진다.

대둔근은 엉덩이 표면에 있는 넓은 사각형의 근육으로 무릎관절을 구부리거나 고관절을 펴는 기능을 한다. 보행시보다는 달리기를 하거나 등산시, 계단을 오르내릴 때 사용되는 근육이다.

통증부위 검사방법

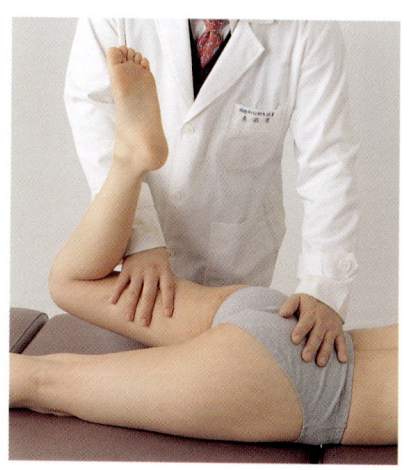

환자는 엎드려 누운 자세에서 무릎을 구부린다. 검사자는 한 손으로 환자의 허리를 누르고 다른 손으로는 환자의 허벅지를 누르고, 환자는 이에 저항하여 들어올린다. 이때 환자가 통증을 느끼거나 힘이 약하다면 대둔근에 테이프를 붙인다.

테이프의 형태

폭 5cm 길이 30cm Y자형 테이프

붙이는 방법

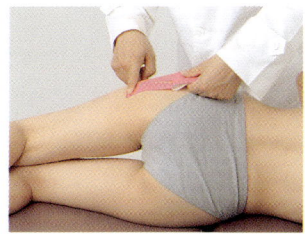

옆으로 눕게 한 후 허벅지 바깥쪽에 Y자의 아랫부분을 고정시킨다.

테이프를 붙일 다리를 앞으로 내밀어 근육을 늘인다.(무릎을 구부린다)

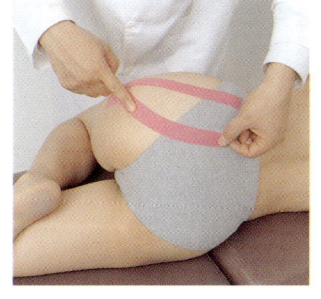

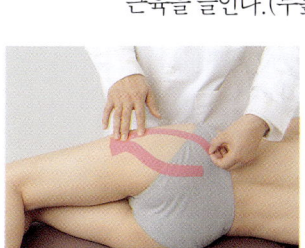

나머지 한쪽 테이프를 붙일 때는 구부린 다리를 뒤쪽으로 보낸 후에 테이프를 붙인다.

완성형태

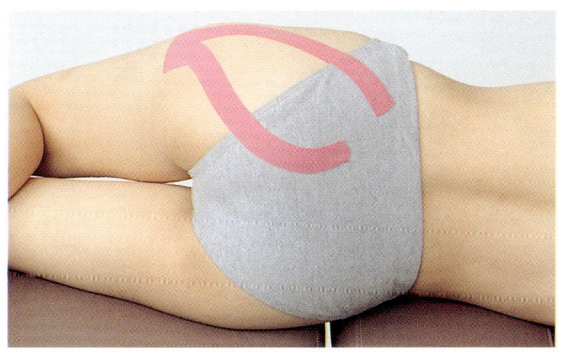

대둔근은 넓고 겉에 있는 근육이므로 손가락형 테이핑을 할 수 있다. 그럴 경우 다른 테이프로 근육의 테두리부분을 따라 보강형 테이프를 붙이면 더욱 효과적이다.

등산이 취미인 중년의 사람들 중 예방차원에서 등산 전에 테이핑을 해 달라고 찾아오는 사람들이 있다. 이 경우 저자는 대둔근과 슬괵근, 비복근, 밑바닥테이핑을 하고 등산이 끝나면 바로 떼어 내라고 권한다. 대부분의 경우 테이핑의 효과를 많이 보았다고 얘기한다. 드문 경우이긴 하지만 무리한 수영 후에도 대둔근에 테이핑을 하면 통증제거에 효과가 있다.

6 허벅지부위의 통증

1. 허벅지 안쪽이 쏘는 듯이 화끈거릴 때

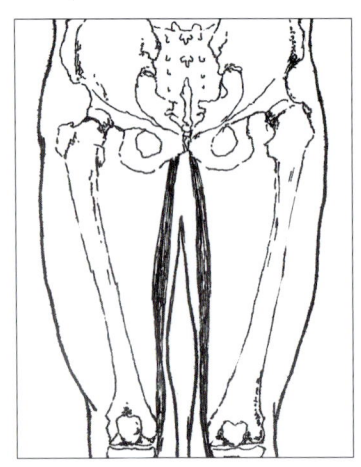

다리를 과도하게 벌리는 운동을 하고 난 후 허벅지 안쪽이 쏘는 듯이 화끈거리고 아플 경우는 박근을 검사해 본다. 이 근육의 통증은 일정하게 나타나지만 다리를 모았을 때나 걸을 때에는 오히려 통증이 줄어든다. 태권도나 요가를 하는 사람들에게서 많이 발생하는 통증이다.

박근은 치골에서부터 허벅지 안쪽을 거쳐 무릎의 안쪽까지 이어지는 기다랗고 가는 근육으로, 허벅지를 안쪽으로 회전시키고 종아리를 구부리는 기능을 한다.

통증부위 검사방법

환자는 엎드려 누운 자세에서 다리를 약간 벌리고 무릎을 구부린다. 검사자는 한 손은 환자의 발목을 잡고 다른 한 손은 무릎 윗부분을 잡고 다리가 위쪽과 바깥쪽으로 들리도록 힘을 주고 환자는 이에 대항하여 아래쪽과 안쪽으로 힘을 준다. 이때 환자가 허벅지 안쪽에 통증을 느끼면 박근에 테이프를 붙인다.

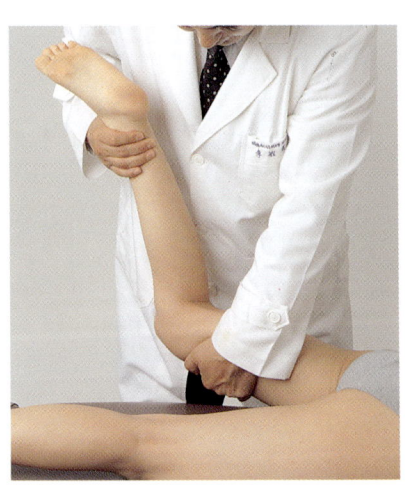

테이프의 형태

폭 2.5cm   길이 45cm   I자형 테이프

붙이는 방법

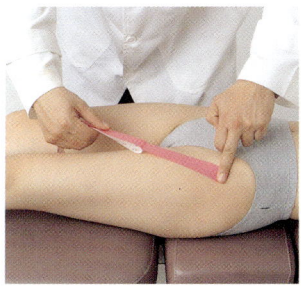

천장을 보고 똑바로 눕는다.
테이프를 허벅지의 끝에 고정시킨다.

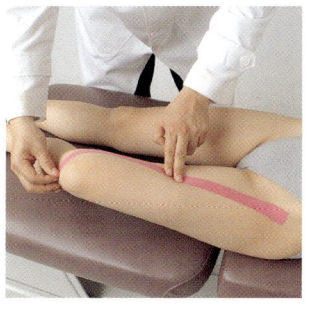

테이프를 붙일 쪽의 무릎을 구부리면서 밖으로 벌려 허벅지 안쪽의 근육의 선을 따라 테이프를 붙인다.

완성형태

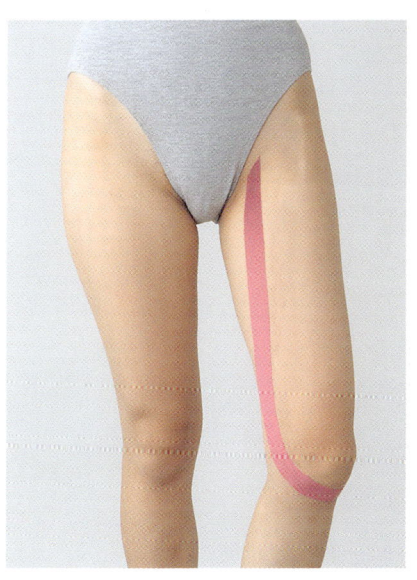

테이프는 무릎을 감싸듯이 붙인다.

태권도에서 발차기를 배운다고 다리를 강제로 벌린 경우 박근에 통증이 생긴다. 대개 환자들은 중고등학생들이나 젊은 사람들이어서 테이핑의 효과는 좋은 편이다. 강화테이핑으로 대내전근 테이핑을 병행할 경우 무릎에서 테이프가 서로 겹쳐지게 된다. 테이프가 겹쳐지면 위쪽에 붙은 테이프가 떨어지기 쉬우므로 겹치지 않게 잘라내는게 좋다.

2. 허벅지 뒤쪽에 통증이 심할 경우

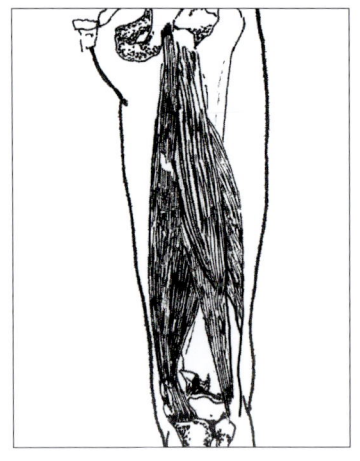

허리를 숙이거나 무릎을 펴려 할 때 허벅지 뒤쪽이 당기고 통증이 오면 슬괵근을 검사해 본다. 통증은 대개 걸을 때 허벅지 뒤쪽에서 생기며 장딴지 쪽으로 확산되기도 한다. 통증으로 이 근육에 부담을 주지 않고 걷게 되면 고관절의 안정성이 저하되어 다리를 절름거리게 된다. 슬괵근이 단축되면 윗몸앞으로굽히기를 했을 때 손이 바닥에 닿지 않으며 척추가 앞으로 많이 휜 사람들은 슬괵근이 단축된 경우가 많다.

슬괵근은 허벅지 대부분을 차지하는 근육으로 무릎을 구부리고 고관절을 신전시키는 기능을 한다.

통증부위 검사방법

환자는 엎드려 누운 자세에서 무릎을 구부린다. 검사자는 한 손은 환자의 엉덩이를 고정시키고 다른 손은 환자의 발목을 잡아 무릎이 굽혀지는 방향으로 힘을 준다. 환자는 이 힘에 저항한다. 이때 환자가 허벅지 뒤쪽에 통증을 느끼면 슬괵근에 테이프를 붙인다.

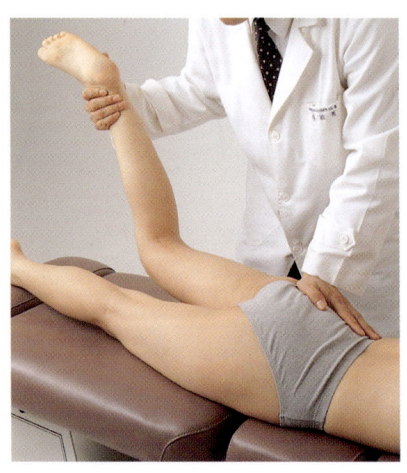

테이프의 형태

폭 5cm 길이 40cm Y자형 테이프

붙이는 방법

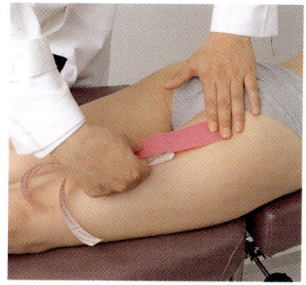

똑바로 엎드려 눕게 한 후 Y자의 아랫부분을 허벅지가 시작되는 부위의 중앙에 고정시킨다.

근육을 늘이기 위해 다리를 테이블에서 떨어뜨린다. 오금부위의 조금 위에서 Y자의 윗부분을 양쪽으로 갈라서 붙인다.

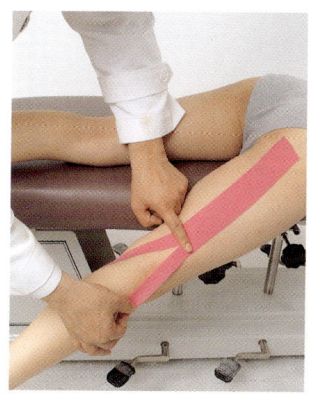

완성형태

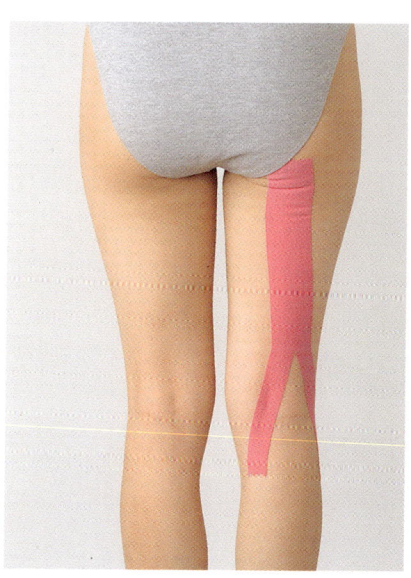

옷벗기가 불편한 경우 테이프를 조금 내려서 붙여도 된다. 무릎의 통증시에도 슬곡근 테이핑을 병행하면 효과적이다.

3. 운동만 하면 허벅지 안쪽이 아플 때

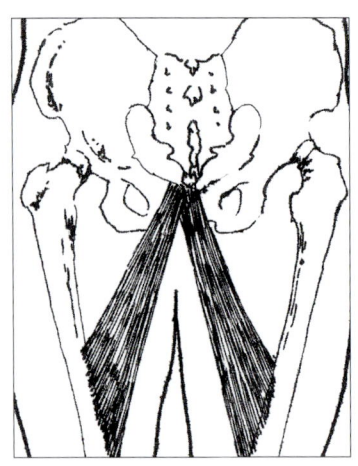

평소에는 괜찮다가 격렬한 운동을 할 때, 무거운 것을 들 때, 고관절을 비틀 때 허벅지 안쪽에 통증이 오는 경우 내전근을 검사해 본다. 이 근육에 통증이 생기면 서혜부와 무릎의 앞쪽으로 통증이 이어진다. 일상적인 동작에서는 통증이 없다.

내전근은 치골에서 허벅지 안쪽으로 이어진 근육으로, 허벅지를 안쪽으로 회전시키고 종아리를 구부리는 데 관여한다.

통증부위 검사방법

환자가 옆으로 누운 상태에서 검사자는 한 손은 환자의 위쪽다리를 들고 다른 한 손은 아래쪽 다리를 눌러 고정시킨다. 환자는 위에 있는 다리가 밑으로 내려가도록 힘을 주고 검사자는 이에 저항하여 다리가 위로 올라가도록 힘을 준다. 이때 내전근에 통증이 오면 테이프를 붙인다.

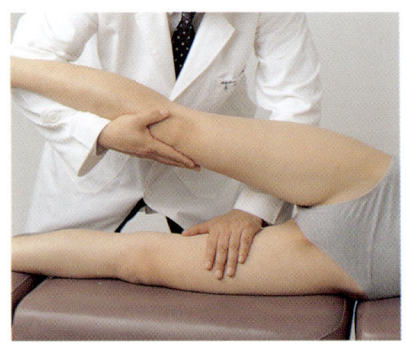

테이프의 형태

폭 5cm   길이 30cm   I자형 테이프

붙이는 방법

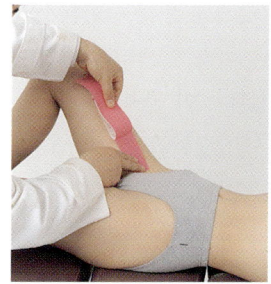

테이프를 붙일 쪽의 무릎을 구부린다.
허벅지 안쪽에 테이프의 한쪽 끝을
고정시킨다.

무릎을 최대한 구부리고 무릎을 바깥쪽으로
밀어놓은 상태에서 테이프의 끝을
고정시킨다.

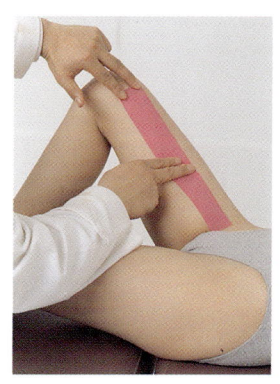

완성형태

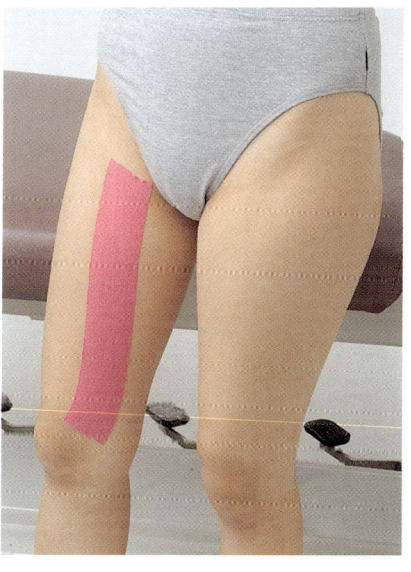

내전근은 임파순환에 도움이
되어 임파순환 개선목적으로
많이 사용된다.

4. 좌골신경통이 있을 때

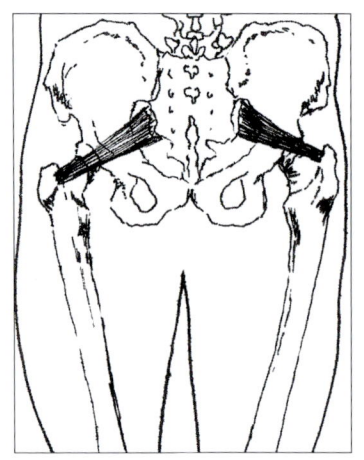

양반다리 자세로 오래 앉아 있거나 다리를 꼬고 앉았을 때 엉덩이부위가 저리거나 통증이 심해지면 이상근을 검사해 본다. 이 근육에 의해 좌골신경이 눌리면 고통스러운 신경증상과 함께 발의 감각에도 이상이 생기고 위치감각이 소실되거나 성기능의 장애가 오기도 한다. 좌골신경통의 초기에는 대개 엉덩이부위부터 아프기 시작하며 허벅지 뒤쪽과 종아리, 발바닥까지 통증이 이어진다. 팔자걸음을 걷는 사람들의 경우 이상근이 짧아져 있는 경우가 많다.

이상근은 엉덩이 뒤쪽의 대둔근 속 깊은 곳에 위치하는 작은 근육으로, 걸을 때 허벅지가 회전되는 것을 조절하며 고관절을 안정시킨다.

통증부위 검사방법

환자는 엎드려 누운 자세에서 무릎을 직각으로 구부린다. 검사자는 한 손은 무릎을 고정시키고, 다른 한 손은 발목 안쪽을 잡고 검사자 쪽으로 당기고 환자는 이에 저항한다. 이때 엉덩이에 통증이 있거나 다리가 저리면 이상근에 테이프를 붙인다.

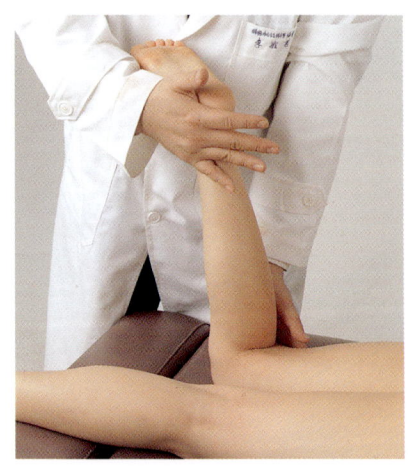

테이프의 형태

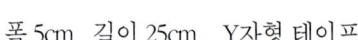

폭 5cm 길이 25cm   Y자형 테이프

붙이는 방법

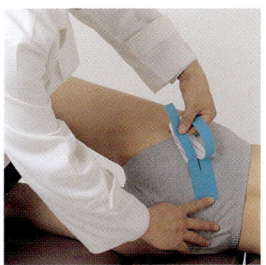

옆으로 누운 자세에서 다리를 위로 들게 한다.
Y자의 아랫부분을 꼬리뼈 조금 위에
고정시킨다.

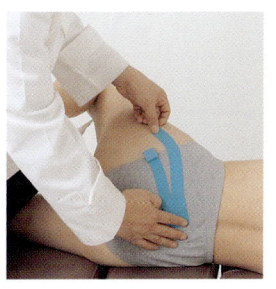

무릎을 구부려 다리를
앞으로 내민다.
Y자 윗부분의 한쪽 끝을
엉덩이 옆을 향해 붙인다.

다른 한쪽도 다리를 앞으로 내민 상태에서 붙여나간다.

완성형태

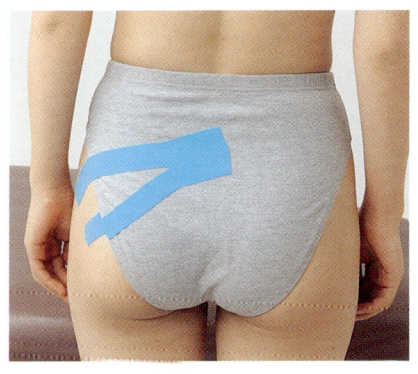

한 남자가 인상을 쓴 채 진료실에 들어오는 모습을 보고 통증이 심각하고 오래 되었다는 것을 짐작할 수 있었다. 그는 국회의원을 꿈꾸며 정당에서 일하는 40세 환자로 다리가 저리서 똑바로 걷지도 못하고 허리도 아파 병원에서 물리치료를 했지만 큰 효과가 없었다고 한다. 몸이 불편해시인지 사람 만나는 것도 힘들어하고, 밤에는 잠을 못 이루어 사소한 일에도 신경질적이었나. 이학직 검진방법으로 진단을 해 보니 이상근에 문제가 있었다. 이상근은 심부근육이어서 테이프를 붙인 후 슬래킹 머신으로 자극해 주었다. 절룩거리며 진료실에 들어왔던 환자는 걸어서 나갔고, 다음 날 6개월 만에 처음으로 잠을 잘 잤다는 감사의 말과 함께 근사한 점심을 사주셨다.

5. 계단을 오를 때 허벅지 앞쪽이 아플 때

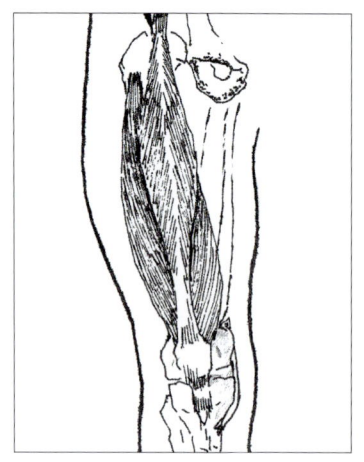

오랫동안 쭈그리고 앉아서 일을 하다가 일어설 때 허벅지 앞쪽이 아프거나 무릎을 펴고 걷기가 힘들다면 대퇴사두근을 검사해 본다. 운동을 할 때도 대퇴사두근의 통증이 종종 발생한다. 이 근육이 약한 경우 무릎부상을 당하기 쉽고 계단을 오르내릴 때도 무릎이 약해진 느낌을 갖는다. 무릎을 완전히 펴기도 힘들어져 무릎 관절염에 의한 통증으로 오인되기 쉽다.

대퇴사두근은 허벅지의 앞부분을 대부분 차지하는 근육으로 서 있을 때 무릎이 꺾이는 것을 막고 걷거나 달릴 때, 또는 일어설 때 무릎을 펴는 기능을 한다.

통증부위 검사방법

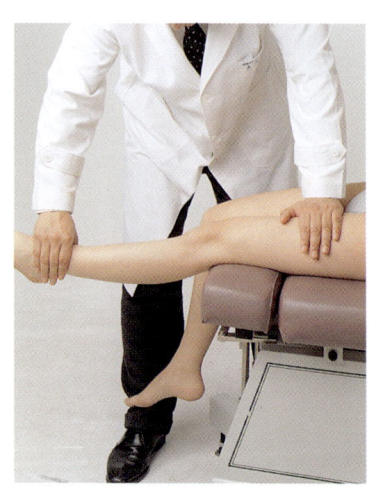

환자는 침대에서 눕거나 앉은 자세로 가장자리에 양다리를 내리고 팔은 침대의 끝을 잡고 안정된 자세를 취한다. 검사자는 한쪽 팔로 환자의 한쪽 허벅지를 고정시키고 다른 손으로 환자의 발목을 잡고 무릎이 구부러지게 힘을 준다. 환자는 이에 저항하여 무릎을 편다. 그때 허벅지 앞쪽에 통증이 있으면 대퇴사두근에 테이프를 붙인다.

테이프의 형태

폭 5cm   길이 35cm   Y자형 테이프

붙이는 방법

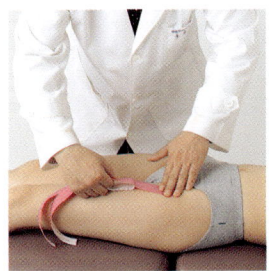

천장을 보고 눕는다.
Y자의 아랫부분을 허벅지 위에 고정시킨다.

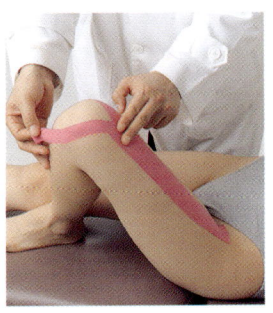

무릎부위의 근육이 늘어나도록 무릎을 굽힌다.
Y자의 윗부분이 슬개골(무릎)을 감싸도록
붙이되 양끝은 서로 겹쳐지게 붙인다.

완성형태

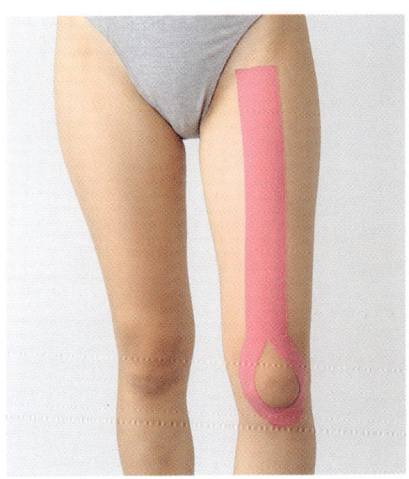

> 현직 국회의원 중 한 분으로 10년 전부터 무릎이 아파서 걸을 수가 없다는 자신의 어머니를 모시고 왔다. 대학병원에서 퇴행성 관절질환이라는 진단을 받았던 그분의 어머니는 걷는 모습이 구부정한 것이 무척 괴로워보였다. 대퇴사두근과 슬괵근에 테이프를 붙인 지 1주일이 지나자 통증이 절반으로 감소되었고, 6개월이 지난 지금은 혼자서 테이핑도 하시고, 가까운 거리는 아무 문제없이 걸어다니신다고 한다.

7

장딴지·발부위의 통증

1. 다리에 쥐가 자주 날 때 ①

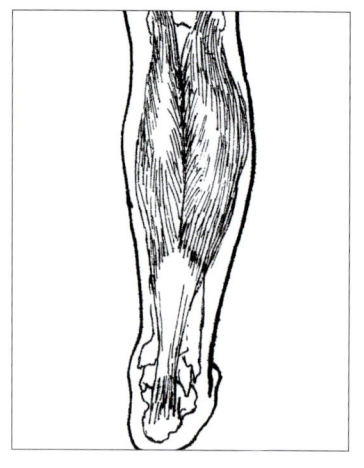

수면 도중 갑자기 쥐가 나서 깊은 잠을 이루지 못하는 경우 비복근을 검사해 본다. 통증은 다리 뒤쪽 오금부분에서 발바닥의 족궁(움푹 들어간 부분)까지 연관되어 나타나며 빠른 속도로 걷거나 가파른 비탈길, 고르지 않은 바닥을 걸을 때 통증이 심해진다. 이 근육으로 인한 경련은 급격한 운동이나 장시간의 보행, 또는 굽이 높은 신발을 신고 많이 돌아다닌 후 근육의 피로에 의해서 발생하는 경우가 대부분이다.

무릎 뒤쪽에서 아킬레스건까지 이어진 비복근은 장딴지근육의 겉표면의 대부분을 차지한다. 이 근육은 발목의 저굴작용을 한다.

통증부위 검사방법

환자는 엎드려 누운 자세에서 발목을 펴는 쪽으로 힘을 주고, 검사자는 발목이 구부러지게 힘을 준다. 이때 환자가 장딴지에 통증을 느끼면 비복근에 테이프를 붙인다.

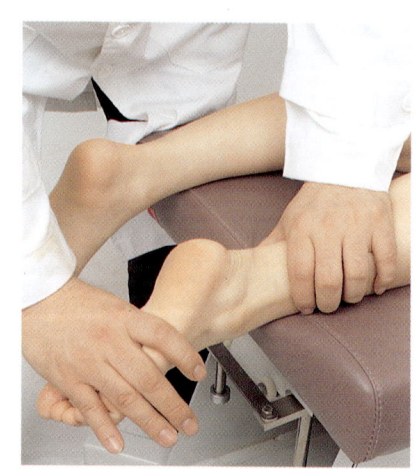

테이프의 형태

폭 5cm 길이 30cm Y자형 테이프

붙이는 방법

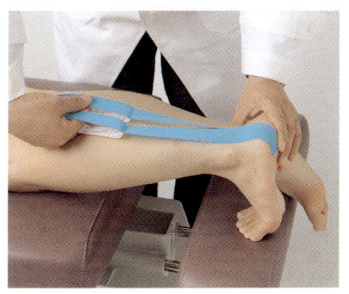

엎드려 누운 상태에서 발목을 펴고 Y자의 아랫부분을 뒤꿈치 발바닥에 고정시킨다.

발목을 최대로 구부린다. 뒤꿈치와 아킬레스건을 따라 붙이다가 발목부위의 약간 위쪽에서 장딴지의 외측과 내측 근육을 따라 장딴지를 감싸듯 붙인다. 효과가 약할 때는 근육의 중간부분에 위·아래로 I자형 테이프를 붙인다.

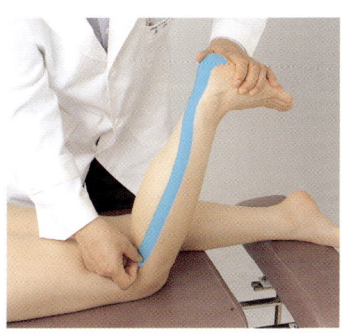

완성형태

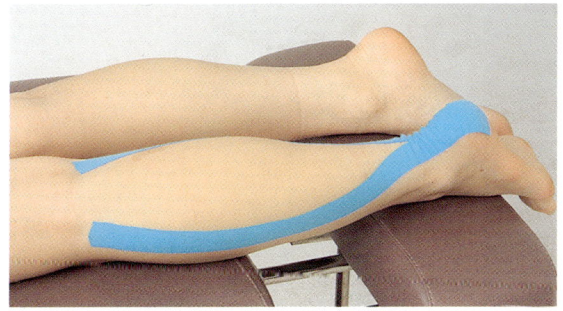

대기업의 부장인 45세의 한 환자는 테니스를 오래 치고 난 후 장딴지가 부어올라서 걸을 수가 없다며 저자를 찾아왔다. 관찰한 결과 피멍은 없었지만 심하게 부었고 누르면 통증이 있었다. 비복근에 테이프를 붙인 후 하루가 지나자 부기는 많이 빠졌지만 걸을 때의 통증은 계속되었다. 이런 경우를 방치해 두면 적어도 한 달 이상 통증이 지속되나 테이프를 붙이면 기간이 단축되는데, 테이핑을 한 지 10일 정도 지나서 통증이 없어지고 보행에도 지장이 없게 되었다.

2. 다리에 쥐가 자주 날 때 ②

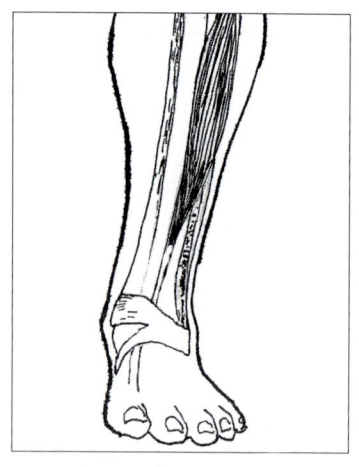

엄지발가락을 들어올렸을 때 발등에 통증이 있거나 걷기가 불편하고 다리에 쥐 잘 날 때 장무지신근을 검사해 본다. 장무지신근에 이상이 있을 경우 엄지발가락을 위로 들어올리면 발등의 안쪽이나 엄지발가락 쪽에 통증이 느껴진다.

장무지신근은 정강이 앞쪽 중간부분에서 발목 윗부분까지 이어진 근육으로 발을 배측굴곡시키고 엄지발가락을 신전시킨다.

테이프의 형태

폭 2.5cm   길이 30cm   I자형 테이프

붙이는 방법

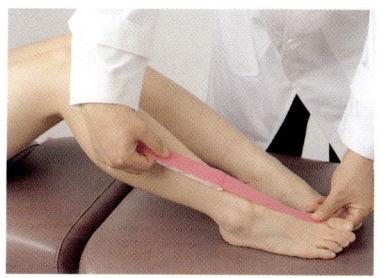

발목을 펴게 한 후 엄지발가락 위에 테이프를 고정시킨다.

정강이의 약간 옆쪽 근육이 솟아난 선을 따라 무릎 바깥쪽 아래까지 테이프를 붙인다.

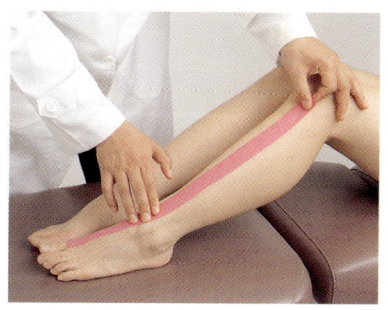

완성형태

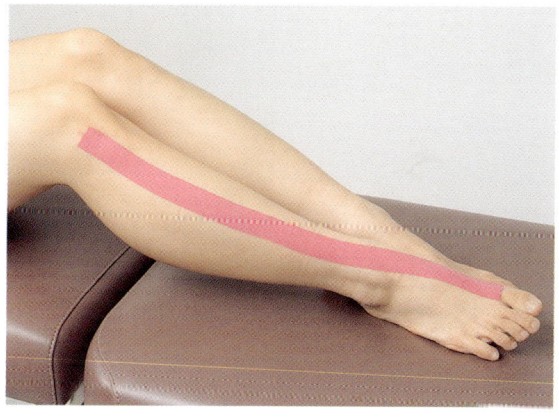

발목을 최대한 펴서 장무지신근이 늘어난 상태에서 테이프를 붙여야 한다.

3. 다리에 쥐가 자주 날 때 ③

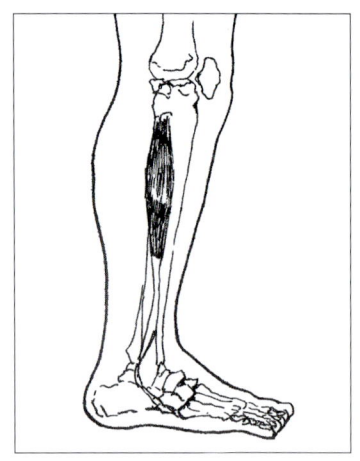

발목을 안쪽으로 구부렸을 때 정강이 바깥쪽에 통증이 있으면 비골근을 검사해 본다. 비골근이 약한 사람들의 신발 뒤축을 보면 대개 바깥쪽이 심하게 닳아 있거나 평발인 경우가 많다. 통증은 비골근 주위에서 나타나며 이 근육이 긴장되면 심비골신경이 압박되어 족하수(발이 늘어지는 증상)가 오는 경우도 있다.

비골근은 무릎에서 발목의 윗부분까지 이어져 있으며 종아리 바깥쪽 측면에 위치한다.

통증부위 검사방법

환자는 천장을 보고 누운 자세에서 발목을 바깥쪽으로 돌리려고 하고 검사자는 이에 저항하여 발목을 안쪽으로 돌린다. 이때 환자가 정강이 바깥쪽에 통증을 느끼면 비골근에 테이프를 붙인다.

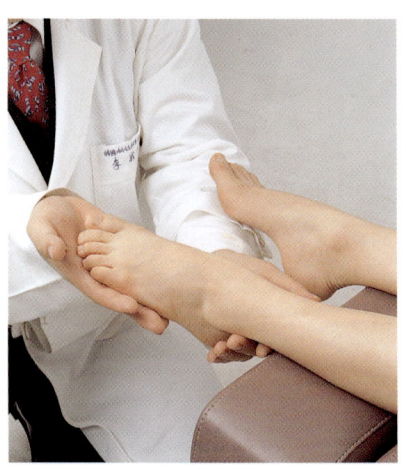

테이프의 형태

폭 2.5cm 길이 40cm I자형 테이프

붙이는 방법

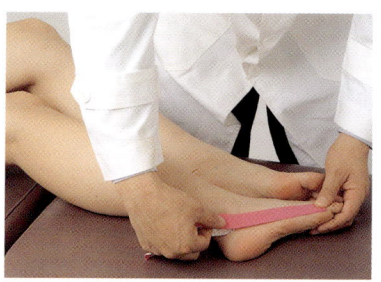

앉은 자세에서 발목을 안쪽으로 구부린다. 새끼발가락 옆에 테이프의 끝을 고정시킨다.

바깥쪽 복사뼈 밑을 지나 무릎관절 옆까지 붙인다.

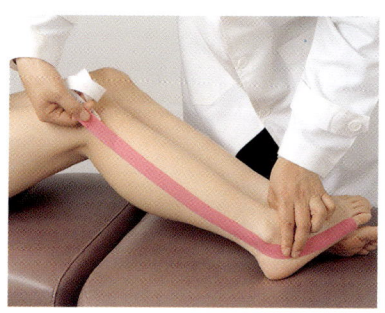

완성형태

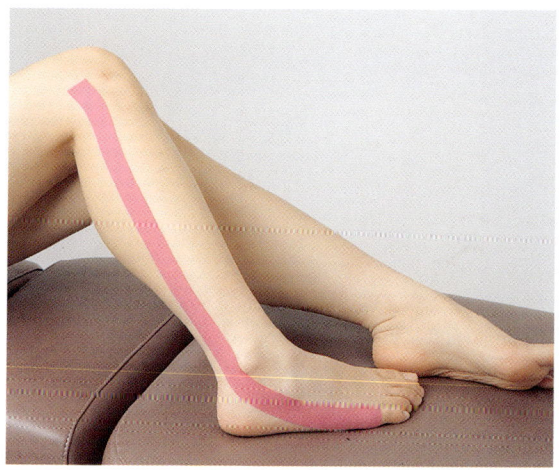

비골근 테이핑에 전경골근 테이핑을 병행하면 효과적이다.

4. 발목의 움직임에 장애가 있을 때

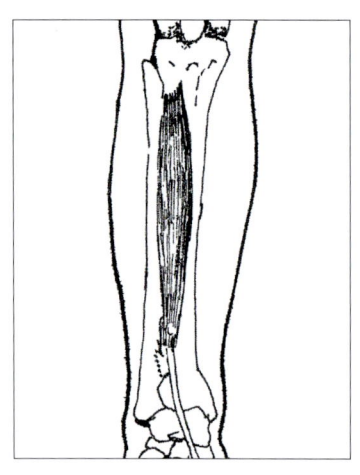

걸을 때 다리가 휘청거리면서 발목 앞쪽과 엄지발가락 등쪽이 아프거나 발목을 자주 삐면 전경골근을 검사해 본다. 통증은 무릎 아래에서부터 발목의 앞쪽과 안쪽, 엄지발가락 등쪽을 중심으로 나타난다.

전경골근은 무릎 앞쪽부터 발목의 윗부분까지 이어지는 정강이 앞쪽 근육이다. 이 근육은 발목을 구부리거나 회전시키는 근육으로 서 있을 때는 자세유지에 관여하지 않는다.

통증부위 검사방법

천장을 보고 누운 상태에서 환자는 발목을 구부리고 검사자는 이에 저항한다. 이때 환자가 정강이 앞쪽에 통증을 느끼면 전경골근에 테이프를 붙인다.

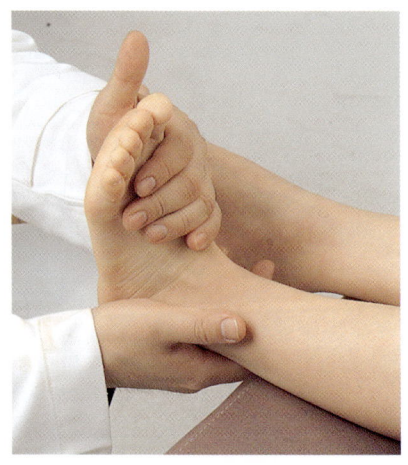

테이프의 형태

폭 2.5cm   길이 40cm   I자형 테이프

붙이는 방법

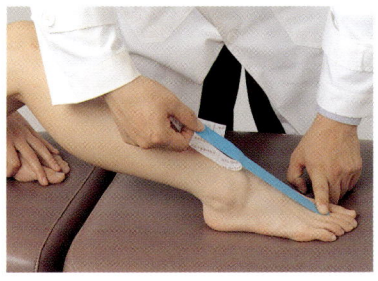

발등의 엄지발가락과 검지발가락 사이에 테이프의 한쪽 끝을 고정시킨다.

발목이 펴진 상태에서 정강이 앞쪽 근육을 따라 무릎외측까지 테이프를 붙인다.

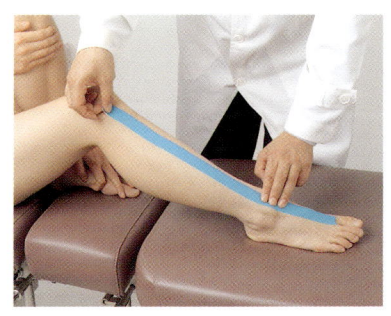

완성형태

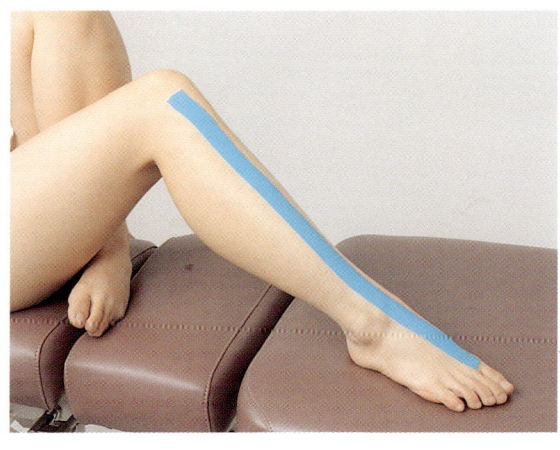

전경골근 테이핑에 대퇴근막장근에 테이핑을 병행하면 효과적이다.

> 공수부대에서 낙하훈련이나 유격훈련을 하고 난 뒤 발복이 삐어 찾아오는 사람들이 많다. 대부분 발목 바깥부분의 인대와 전경골근을 같이 다친다. 전에는 인대에 스테로이드주사를 놓아서 좋은 효과를 보았는데, 심하지 않은 경우에는 테이프만 붙여도 부기가 빠지고 움직일 때의 통증도 거의 사라진다.

5. 엄지발가락이 구부러지지 않을 때

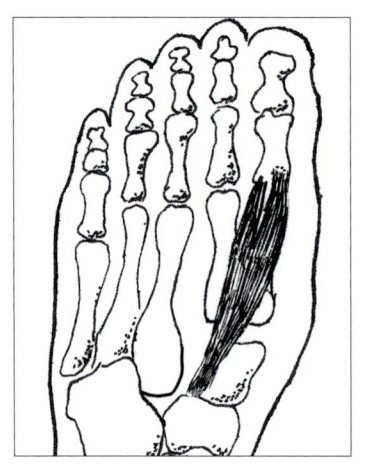

걸을 때 엄지발가락이 구부러지지 않아서 몸의 균형을 잡기가 어려울 경우는 단무지굴근을 검사해 본다. 통증은 엄지발가락 전체와 검지발가락 안쪽에 나타난다.

단무지굴근은 엄지발가락에서 발바닥으로 이어지는 짧은 심부의 근육으로, 균형잡는 데 아주 중요하며 엄지발가락을 구부리고 족궁을 만드는 데 중요한 기능을 한다.

테이프의 형태

폭 2.5cm 길이 15cm Y자형 테이프

붙이는 방법

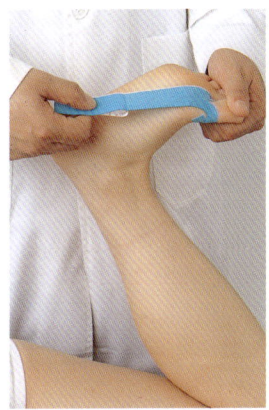

환자는 엎드린 상태에서 무릎을 구부린다.
엄지발가락 밑을 중심으로 V자 모형으로
테이프를 붙인다.

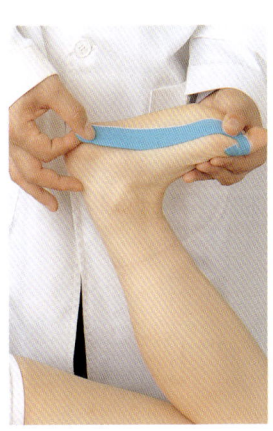

뒤꿈치까지 테이프를 붙인다.

완성형태

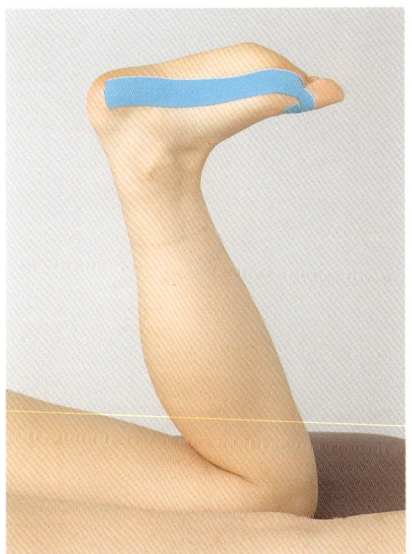